奇跡の威力

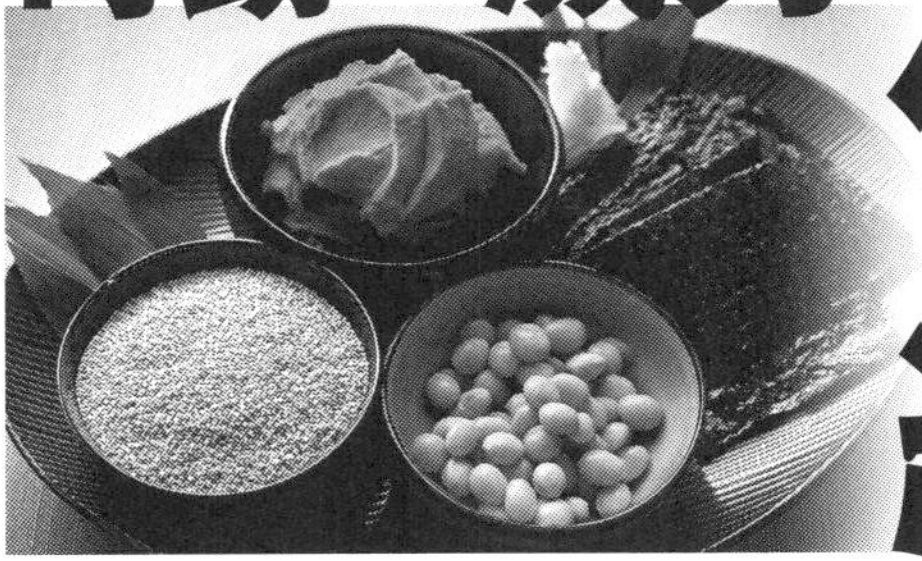

「伝統食材」

正しく食べれば、120歳まで生きる!?

船瀬俊介
Funase Syunsuke

共栄書房

奇跡の威力「伝統食材」——正しく食べれば、１２０歳まで生きる!?◆目次

第4章　「ゴマ」「きなこ」何でもかんでも、かけまくれ

――二つのスーパー食材の掛け算の威力は、ものすごいぞ　85

第5章　さらば！　牛乳・チーズ、こんにちは！　豆乳・豆腐

――今日から、今から、ヘルシーライフに切り替えよう　104

第11章 ソバ、うどん、玄米、雑穀が「基本食」

――「身土不二」「一物全体」「穀菜食」を忘れずに 210

第12章 日本は「薬草」列島、百種を超える健康茶

――もうクスリはいらない、〝お茶〟を飲め！ 224

エピローグ　命のなぞ、命のよろこびに目覚める
――かしこく食べることは、かしこく生きること　234

プロローグ　正しい〝食事〟と〝休養〟、ただそれだけあればよい

――近代医学と栄養学は、人類抹殺の「大量殺戮《さつりく》兵器」

〝自然〟から離れると、〝病気〟が近寄る

●医聖ヒポクラテスの叡智《えいち》にもどれ！

――正しい〝食事〟と正しい〝休養〟……

これらを実践すれば、一二〇歳まで生きることも可能だろう――


二四〇〇年前、ギリシャの医師ヒポクラテスの言葉です。

彼は、いまだに人類史上最高の医師として称《たた》えられています。

だから、「医聖」と呼ばれるのです。

世界中の新人医師たちは、医師として独り立ちするとき「ヒポクラテスの誓い」を唱えます。

それは、彼がまさに生命と医療の真実を唱えていた表れなのです。

「医聖」の言葉に、次のようなものがあります。


――〝自然〟に近づけば〝病気〟から遠のく――

――〝自然〟から遠のけば〝病気〟に近づく――


なんと、単純なことでしょう。

そこで、わたしは野生動物を思い出します。かれらは、じつにゆったりと生きています。

空を飛ぶ鳥たちは、なんと悠然と生を謳歌していることでしょう。

そこには、一片の悩みすらもありません。その姿には気高さすら感じます。

かれらは、〝自然〟とともに生きています。まさに、かれらが、〝自然〟そのものなのです。

〝自然〟と一体化した生き方のなかに、〝病気〟などは存在しません。

●食べまちがいは、生きまちがい

さらに、「医聖」は、こう戒《いまし》めています。

――食事で治せない病は、医者もこれを治せない。

汝《なんじ》の「食」をクスリとせよ――

つまり「食事を改めれば、万病は治る」。なんとシンプルな教えでしょう！

だから、万病の原因は、食べまちがいなのです。

まちがった食べ物、食べ方が、あなたの病気の原因だった……。

だから、食べまちがいは、生きまちがいなのです。

しかし、この真理に気づいているひとは、あまりに少ない。

気づいている医者も、またあまりに少ないのです。

「食べ物と病気？　関係ありませんよ」

こう平然と言ってのける医者もいます。そして、患者には自信満々でこう言うのです。

「何を食べてもいいですよ」「美味しいものを腹いっぱい食べて元気になりましょう！」

すると、側にいる栄養士さんも、ニッコリ励まします。

「栄養をしっかりとらないと、治りませんヨ！」

満面の自信のあふれた二人を前に、患者はただ頷くしかない。

「……ハイ、わかりました。しっかり食べます」

こんな光景が、日本中で今日もくりひろげられています。

ところが、医聖は訓戒の最後に、こう付け足しているのです。

「病人は食べさせなければ、治ります」

こちらが真理なのです。

医師も栄養士も、完全に真逆で、まちがっていたのです。

〝偏食〟のコアラやパンダが元気なわけ

●腸内細菌が栄養素を生成

正しい食事とは、いったいなんでしょう？

それは、野生動物たちが教えてくれています。

野生の生き物たちは、「食べて良い物」「悪い物」をわきまえています。

コアラは、ユーカリの葉しか食べません。すごい〝偏食〟ですね。

だけど、実はコアラのお腹のなかには〝コアラ菌〟という細菌が棲《す》みついています。

それが、ユーカリの葉成分を腸内で分解して、さまざまな栄養素に変えます。

だから、はたから見たら〝偏食〟のコアラも栄養失調にはならないのです。

パンダもそうです。中国の山奥で笹の葉だけを食べて生活しています。

こちらも、コアラに負けず劣らず〝偏食〟です。

そして同様に、すこやかに、たくましく生きています。毛艶《けづや》もつやつやきれいです。

栄養学者たちは最初、このあまりに偏った食事に首をひねりました。

しかし、やはりパンダの腸内には特殊な細菌が棲みついていたのです。それは、笹の成分を分解してさまざまな必須栄養素を生成します。この微生物は〝パンダ菌〟と名付けられています。

よく栄養士さんなどは「栄養成分××が足りない」と言います。

「だから、しっかり摂りましょうね」

しかし、現代の医学、栄養学は、口から入るものしか見ていません。

体内でのこのような微生物の働きには気づいてないのです。たとえば、近年になって、人間の腸内には一〇〇〇兆を超える腸内細菌が存在することがわかってきました。

これら細菌類は、わたしたちが食べたものを分解・合成して、さまざまな栄養素を生成しています。

近代栄養学の欠陥の一つが、これら腸内細菌の働きに、まったく無知だったことです。

コアラとパンダの例でわかるように、口から入る栄養だけに注目しても意味がないのです。

〝ニワトリの命題〟　生体内元素転換の真実

●潰《つぶ》されたケルブランの発見

もうひとつ、近代栄養学に欠落している視点があります。

それが、元素転換です。

フランスの生理学者ルイ・ケルブランは、生体内で元素が他の元素に転換する現象を発見しています。その研究成果を発表し、ノーベル賞の受賞直前までいった時点で、妨害され受賞は叶《かな》いませんでした。彼の研究を圧殺した〝闇〟が存在したのです。

闇に葬られた生体内元素転換を証明するものとして、〝ニワトリの命題〟があります。

鳥籠のニワトリに一〇グラムのカリウム（K）を含む菜っ葉を食べさせたら、一〇グラムのカルシウム（Ca）の殻を持つ卵が生まれる。

これは、ニワトリの体内でKがCaに元素転換したのである――。

しかし、この小学一年でもわかる命題を、いまだ大学の一流（？）学者は頑として認めない。

そして、彼らは叫ぶのです。

「そんなコトは、教科書に書いてイナーイッ！」

「肉を食え！」フォイト栄養学は「大量殺戮兵器」

●栄養学は人口削減〝大量破壊兵器〟

「……ドイツ国民よ、今の二倍半、肉を食べよ！」

約二〇〇年前、狂気の指導をしたのが栄養学者カール・フォン・フォイト。ミュンヘン大学

（生理学）に四五年間も君臨した栄養学界の首領《ドン》。彼は現在も〝近代栄養学の父〟と称えられている。なにしろ、現代でも世界中の大学でフォイト栄養学が講義され、栄養士の資格を授与されている。さらに、栄養学の教授が大量生産されている。

つまり、フォイト栄養学を修得しないと、栄養士にも栄養学部の教授にもなれないのだ。

そして、そのようなフォイトに〝近代栄養学の父〟の王冠を授けたのはだれか？

いうまでもなくロックフェラー財団である。

フォイト栄養学とは、一言でいえば肉食礼賛だ。

「たんぱく質でも植物たんぱくは劣等たんぱくだ。動物たんぱくは優良たんぱくである。なかでも、肉を最上とする。だから人類は肉を大いに食べなければならない」

目がテンになるとはこのことだ。

フォイトは、さらにこう言っている。

「炭水化物は、栄養価が乏しいので控えるように」

フォイトの結論は、動物食をとれ！　植物食はひかえろ！　ということになる。

さらにフォイトには、もう一つの栄養論がある。それが、カロリー理論だ。

「生命のエネルギー源は、食物の酸化（燃焼）エネルギーだ。成人は一日二四〇〇キロカロリーとらねばならない。寝ているだけでも一二〇〇キロカロリーはとるべき。さもないとやせ衰え、最後は餓死する」

●肉食者は八倍心臓マヒで死ぬ

しかし、近年の栄養学が到達した結論は、皮肉なことに真逆だった。

肉食、動物食は、腸内細菌の悪玉菌を増殖させ、腸内腐敗を引き起こす。

悪玉菌はインドールなど猛毒物質を産生し、ガンなどを多発させる。

その決定的証拠もある。

アメリカ移民の日系三世の大腸ガン死亡率は、母国日本の五倍にもなる。

米国疫学学界の権威ローランド・L・フィリップス博士がカリフォルニア州で行った疫学研究によれば、菜食者にくらべて肉食者の心臓病の死亡率は八倍にもなる。

その原因は心臓冠状動脈に〝脂汚れ〟（アテローム）が滞積して、血管を詰まらせるからだ。

脳血管が詰まれば脳梗塞、破れれば脳出血。

これらアテローム血栓症で人類の二五％が死んでいる。

つまり、八〇億人中二〇億人が、肉食礼賛の結果として死亡しているのだ。

さらに、週に六日以上肉を食べる人の糖尿病死亡率は、菜食者の三・八倍。

肉好きは、四倍近く糖尿病で死ぬ運命にある。

しかし、この衝撃事実に人類の九割は気付いていないだろう。

・・・悪魔勢力が、徹底的に隠すからだ。

食べまちがい！「過食」「肉食」「甘い物」

●老化と病気はこれで防げる！

肉食、動物食は、消化の過程で〝酸毒〟を発生させる。

血液は「酸性化」する。すると、赤血球同士がくっついてしまう（連銭結合：ルロー）。すると、血管の九割近くをしめる毛細血管が詰まる。そうなると毛細血管の先の体細胞に酸素が行かない。「酸欠になった細胞は一〇〇％ガン化する」（オットー・ワールブルグ博士）

さらに、酸欠になった体細胞や組織は、「炎症」「臓器疾患」「多臓器不全」「壊疽」などで死を招く。

「アテローム血栓」「血液酸性化」は、白砂糖などでも起こる。消化吸収で過剰な糖分は中性脂肪となり血管に沈着する。さらに、体液も酸性（アシドーシス）に傾ける。

同様の現象は、食べ過ぎでも起こる。

過剰カロリーは、やはり中性脂肪となり「血栓」「酸性化」の元凶となる。

だから、医聖ヒポクラテスが警告した〝食べまちがい〟とは、次の三つになる。


――①「過食」、②「肉食」、③「甘い物」――

これは病気だけでなく、老化の三大原因でもある。

●三人に二人食べまちがいであの世行き

ＷＨＯ（国際保健機関）の人類「死亡原因」割合は、①アテローム血栓症（二四・六％）、②感染症（一四・二％）、③ガン（一二・五％）、④事故死（九・一％）、⑤肺疾患（六・五％）、⑥エイズ（四・九％）……と報告されている。

①②③⑤⑥は、自然に生きている野生動物にはみられない。

まさに、人間独特の〝不自然〟な死に様だ。これらを足すと六三％……。

つまり、人類の三分の二は、予防可能な〝病気〟で死を迎えているのだ。

医聖ヒポクラテスの教訓にもどろう。

正しい「食事」と「休息」……。

食べまちがいではなく、正しい食事をしていたなら、これら三分の二の死因は避けられただろう。

しかし、人類の三人に二人は、〝食べまちがい〟でこの世を去っている。

かれらの命を奪ったものは……〝洗脳〟である。

それは、悪魔勢力により巧妙に植え付けられた、〝毒〟に満ちた情報なのである。

自然治癒力まで否定する！　悪魔の現代医学

●一〇〇人の〝名医〟「自然治癒力」

「医聖」の次の言葉を、一度は耳にしたことがあるでしょう。

――人間は、生まれながらして一〇〇人の〝名医〟を持っている――

一〇〇人の〝名医〟……とは、自然治癒力のことです。

つまり、人間には生まれたときから「自然に治る力」が備わっている。

「われわれ医者は、その〝名医〟の手助けをするのみである。けっして、邪魔をしてはならない」（ヒポクラテス）

ところが、あなたは信じられますか？

現代医学の辞書には、この「自然治癒力」の単語がないのです。

わたしは大部の『医学大辞典』（南山堂）を購入したとき、まっさきに引いた単語が「自然治癒力」でした。現代医学は、ヒポクラテスの言った「自然治癒力」をどう解説しているのだろう？　それを知りたかったからです。

分厚いページを繰って「自然治癒力」という用語を探します。そして……目を凝らしてページをいくら追っても……ない！　どこにも「自然治癒力」という言葉は出てこない。

信じられない。絶句とはこのことです。現代医学に「自然治癒力」という言葉は、存在しないのです。わたしは、ただ呆然としました。

そして、気をとりなおし、今度は「治癒」という単語を引いてみることにしました。

「……治癒、治癒……」と口にしながらページをめくる。そして、……ない。

医療用語辞典には、「治癒」という言葉もない。

つまり、こういうことです。

現代医学は「自然治癒力」の存在を認めていない。「治癒」という現象すら認めていない。

言葉を無くすとは、このことです。

九割の医療が消えれば人類は健康になれる

●〝近代医学の父〟は死神ドクター

この体験は、わたしが現代医学に決定的不信感を抱いた瞬間でもあります。

「……現代医学は、根本からまちがっている」

そして、徹底的に探求して、この元凶にたどりつきました。

それがルドルフ・ウイルヒョーです。

一九世紀ドイツ、ベルリン大学学長を歴任するなど、当時の医学界を牛耳っていた首魁《ドン》です。

彼は別名〝近代医学の父〟――。

近代から現代にかけて、世界中の医学部で教えられてきたのがウイルヒョー医学なのです。

このウイルヒョーが残した有名な言葉があります。

「……人間の体も物体にすぎない。物体に自然に治る神秘的な力など存在しない。病気や怪我を治すのは、我々医者であり、医薬であり、医術だ」

なんと、この男は、医聖ヒポクラテスとは真逆のことを公然と口にしてきたのです。

そして、自然治癒力の存在を主張する医師たちを……迷信、非科学……と攻撃し追放したのです。

さらに、この男は、こうも言ってのけました。

「……生命とは、精巧な〝機械〟にすぎない」

これが有名な〝生命機械論〟です。

以来、世界の医学界は、この〝生命機械論〟一色に染まって今日にいたります。

「……機械には自ら治る力などない。だから、医者がクスリを盛って、手術で斬って〝治す〟のだ」

医聖ヒポクラテスが生きていたら卒倒したでしょう。

〝近代医学の父〟は人間に生まれつき備わっていた〝一〇〇人の名医〟を皆殺しにしたのです。

狂気というしかありません。それはまさに、悪魔の諸行です。
ウイルヒョーこそは、悪魔に乗っ取られた医師そのものです。

●九割の医療は有害な殺人医療

今も良心の医師として称えられるロバート・メンデルソン医師は断言する。

――現代医学の神は〝死神〟である。病院は〝死の教会〟である――

だから、〝近代医学の父〟のウイルヒョーには死に神ドクターの〝尊称〟が、もっともふさわしい。

その悪魔に〝近代医学の父〟の冠を授けたのは、誰でしょう。

それが、ジョン・ロックフェラー。彼こそが二〇世紀の医療利権を独占した怪物です。

ロックフェラー財閥は、六年制の大学教育、医療行政、医師免許制から医師会制度にいたるまで関与し、近代から現代にかけて地球医療を完全支配したのです。

こうして、石油王は医療王にもなった。

トン単位で採掘した石油が、ミリグラム単位の高価な医薬品に化ける！

そして、全人類をクスリ漬けにする。そのためには、巧妙な〝洗脳〟が必要だった。

その〝洗脳〟装置として使われたのが、ウイルヒョー医学なのです。
「現代医学で評価できるのは一割の救命医療のみ。残り九割は慢性病には無力だ。それどころか悪性化させ、患者を死なせて（殺して）いる」「医療の九割が地上から消えれば人類はまちがいなく健康になれる」（メンデルソン医師）
良心の医師が告発するように、医療の九割は有害な殺人医療なのです。

人類の死因一位は〝医者〟という悪夢

●医学部で大量生産される〝殺人ロボット〟

わたしが西洋医学を〝悪魔の医学〟というのは、ウイルヒョー医学そのものだからです。

〝かれら〟は患者に、「病気や怪我は自然に治る」と気づかれては困る。

だから「自然治癒力」「治癒」という単語そのものを、医学界から抹消してしまった。

そのかわり「病気、怪我は、医者、クスリ、医術でなければ〝治らない〟」と吹聴してきた。

まずは、大学医学部六年間の教育（狂育）で、徹底的に若い医学生のアタマにたたき込む。

こうして〝洗脳〟された〝殺人ロボット〟が、世界の大学医学部で大量生産されているのです。

その結果、いったいなにが起こったでしょう？

それは——**人類の死因一位は〝医者〟である**——という、目のくらむような現実です。

それは、もはや奇怪を通り越して悪夢です。

つまり、医者そのものが、地球上の大量殺戮者と化してしまっている……。

そして、医者本人は、みずからが大量殺人者であることに、死ぬまで気付かない。

具体的な例をあげましょう。わたしは『抗がん剤で殺される』など一連の著作を書いてきた。

そこで暴露したように「抗がん剤はガンを治せない」どころか、「超猛毒で患者を殺している」「強烈な発ガン物質で新たなガンを多発させている」。

しかし、患者は「抗がん剤がガンに効く」と〝洗脳〟され、医者に「打ってください」とすがりつく。これでは、ゴキブリが「フマキラー撒いてください」と泣いて頼むようなものだ。

むろん、そんな馬鹿なゴキブリは存在しない。

ガン患者に超猛毒で猛烈発ガン物質の抗がん剤を打ちまくれば、どうなるか？

バタバタと苦悶して死ぬのはあたりまえだ。ゴキブリだって、それくらいはわかっている。

しかし、〝洗脳〟とは恐ろしい。

いまだに「抗がん剤を打ってください！」と泣いて医師に頼む患者があとを立たない。

●ゴキブリですら気の毒がる

これは、コロナワクチンとまったく同じ。

「……コロナにかかりたくない」「早くワクチンを打ってください」

もう、完全に〝洗脳〟されている。

「政府」「教育」「メディア」そして「宗教」は、四大〝洗脳〟装置なのだ。

人類を裏から支配してきた〝闇の勢力〟は地球人口を五億人まで削減する……と宣言している（「ジョージア・ガイドストーン」）。

以上の事実は、もはや常識として、知っておくべきことだ。

なのに「そんなこと政府は言ってない！」と言い、「ＮＨＫを見てみろ！」と怒り、「朝日新聞をよく読め！」とムキになる。そして「陰謀論だ、都市伝説だ」とわめき、聞く耳をもたない。

そして、七回目、八回目のワクチン注射の行列に並んでいる。

抗ガン剤も同じ。猛毒注射を早く打って、早く殺して……と、泣いて頼んでいる。

〝洗脳〟は、ここまで恐ろしい。もはや、救いようがない。

腹を抱えて笑っていたゴキブリたちも、人類のあまりの無知さ・愚かさに、笑い声をひそめて、気の毒がるだろう……。

第1章 食べ方を変えただけで若返り、病気知らず！

——少食、菜食、「食べる」工夫より「食べない」工夫

「少食」「菜食」「長息」「筋トレ」「笑い」……

●一日一食、ヴィーガン暮らし

わたしは一日一食です。朝、昼は食べません。

そして、自宅ではヴィーガンです。

これは完全菜食という意味です。肉はもちろん、魚も卵も動物性の物はいっさい口にしません。

だから、牛乳もバターやチーズなどの乳製品もいっさい口にしない。

出汁をとるときもカツオ出汁をとらず、昆布と干しシイタケで出汁をとっています。

自宅ではヴィーガンに徹している。だから、ホームヴィーガンですね。

ただし、外出して仕事上のお付き合いなどでは、普通にいただきます。

だから九割ヴィーガン。外食一割はフリースタイル（無礼講！）。

このわたしですら完全ヴィーガンでありません。安心してください（笑）。

現在七四歳。自分でもこの年齢が信じられない。

初めて会う人も、「ほんとですか？」とビックリする。

髪にもほとんど白髪は出てこない、黒々つやつや……。毎朝、起きたら上半身裸でタワシマッサージを欠かさない。さらに、そのままベランダで三〇分ほど日光浴。

それから、一〇回の懸垂をノルマとしている。だから、わたしの上腕筋の太さに初対面の方は例外なく、歓声をあげる。「ジムに行ったことない」というと「ウッソー！」。

二の腕を触らせると女性陣はキャー！　とにかく反応がおかしく苦笑する。

どうやら、わたしの老化が周囲よりずっと遅れていることは、確かなようだ。

それは、少食、菜食、長息、筋トレ、笑いの「５つのセルフヒーリング」実践によることは、まちがいない。

筋トレも一日わずか五秒でもＯＫ。筋肉は最大負荷の八割以上の力を五秒以上加えると、急速に発達する。運動生理学の原理です（アイソメトリックス）。

だから、わたしは筋トレジムやライザップとは無縁で、筋肉隆々の体をキープしている。

「空腹を楽しめ」「腹四分で仏に近づく」(ヨガの教え)

●「よくきたな！　病人どもッ」

わたしは二五歳のときヨガに出会い、大きな影響を受けました。

取材で訪ねたのは三島の沖ヨガ道場です。

そのときの体験と衝撃は、きわめて強烈でした。その後のわたしの人生を決定づけたのです。

以来、ヨガはわたしの哲学、生き方のバックボーンとなっています。

道場でお会いした沖正弘導師の印象は、さらに強烈でした。

眼光は人を射抜くほど鋭く、前にいるだけで身がすくむほどでした。

沖先生の講話は、いまだに映画のワンシーンのように、ありありと心に残っています。

研修生の「沖先生、入場！」の掛け声とともに、畳敷き道場に集った百人余りの研修生は、正座で一斉に合掌。すると壇上の上下黒ずくめ道着の沖先生登壇。袴をバッバッ……と鳴らして中央演壇の両端をガッシと掴まえて、会場を左から右に睥睨《へいげい》するや大音声で放った一声。

「……よくきたな！　病人どもッ」

これには、革表紙ノートを膝に置いて万年筆を手に構えていたわたしも、ずっこけてしまった。

さらに続けて……。

「……おめでとう」

これには面食らった。なるほど、三島ヨガ道場には、全国から医者から見放された患者さんたちも多く詰めかけていた。なかには重度の症状のかたもいた。

道場では男性はブルー、女性は赤のジャージ姿だった。中には正座もままならないほどの人もいた。かれらは、雷が落ちたほどの大音声で「おめでとう！」といわれて、全員がポカンとしている。沖先生は続ける。

「……いいか。本当に不健康なヤツは、病気にもなれないヤツだ。しかし、おめぇらは、ちゃあーんと病気になった。だから、おめでとう」

万年筆片手のわたしは、なるほど……と、妙に納得した。

「断食」（ファスティング）は、万病を治す妙法

●「食べない工夫をしろ！」

さらに、続く発言にも、目がテンとなる。

「……いいか！　食べる工夫でなく、食べない工夫をしろ！」

二五歳で、まだまだ食べ盛りと言ってよいわたしにとって、耳を疑う発言でした。

さらに先生は、こう続ける。

「……空腹を楽しめ。本当の健康体は、腹が減れば減るほど調子が出るのだ」

これにも、あぜん。「腹が減ったら戦《いくさ》ができぬ」という言葉が、頭にすりこまれていたので、まさに目からウロコたった。

「……いいか！『腹八分に医者いらず』『腹六分で老いを忘れる』『腹四分で仏に近付く』」

まさに、カルチャー・ショックとはこのこと。

さらに、沖先生は黒板にチョークで、力一杯「ＩＮ、ＯＵＴ」と大書きした。

そして、手にしたチョークで叩きながら腹の底から言い放った。

「……これが命だ！」「入れたら出せ」「出したら入れろ」「命は流れだ」

なるほど、だから「ＩＮ、ＯＵＴ」……。じつにわかりやすい。

命とは、なんとシンプルなんだろう。えも言われぬ興奮と感動で、ペンを走らせた。

●一万年の体験科学ヨガの叡智

――「断食」（ファスティング）は、万病を治す妙法である――

これは、ヨガの根本奥義です。

ヨガという文字が古代サンスクリット語で登場したのは、約五〇〇〇年前です。

それは〝結ぶ〟という意味。何と何を結ぶのでしょう？

それは「宇宙」と「人間」を結ぶのです。つまり、自己の存在は、宇宙の存在と同じ……という意味です。そして、自己と宇宙が一体と感じた瞬間が、悟りなのです。

五〇〇〇年前の文献にヨガは記録されているわけですが、恐らく一万年近い古代から、インドの人々は、ヨガを実践してきたのではないでしょうか。

その意味で、ヨガは恐らく人類最古の「医学」「哲学」「科学」といえるでしょう。

それは、研究室での実験科学とは対極の、体験科学です。

何十、何百世代にもわたって実際に検証を積み重ねてきた叡智なのです。

たかだか二〇〇年足らずの近代科学など、足許にも及ぶはずはありません。

その一万年近い智慧の積み重ねが、沖先生の言葉の中に脈打っていました。

一生に「食べる量」「空気の量」は、決まっている

●腹六分マウスは二倍生きた！

ヨガには、さらに重大な教訓があります。それは……。

――一生に食べる量は、決まっている――

だから、大飯食らいは、〝食い納め〟が早く来るのです。

「腹六分で老いを忘れる」は、まさにその真理を説いているのです。

それを、現代医学も証明しています。

一九三五年、米コーネル大学のクライブ・マッケイ教授は興味深い実験を行っています。

A群のマウスには餌を一〇〇％与えました。そして、B群のマウスには、カロリー六〇％を与えて飼育し観察したのです。満腹マウスと腹六分マウスの寿命を比較した画期的実験です。

その結果は――。

なんと、腹六分マウスは、すべて腹十分マウスの二倍以上生きたのです。

古代ヨガの教訓を、現代科学が後追いで証明したのです。

●論文を握り潰したロックフェラー

このマッケイ実験が行われたのは、一九三五年。なんと、いまから九〇年も昔です。

しかし、初めて知ったという人ばかりでしょう。

なぜなら、このマッケイ報告は〝闇の勢力〟により、握り潰され隠蔽されてきたのです。

世界を支配するイルミナティ、フリーメイソン、ディープステート（DS）たちにとって、

「腹六分ネズミが二倍生きる」という衝撃情報は、不都合な真実そのものです。

人類がすべてこの真実を知ったら、みんな食べる量を半分近く減らすでしょう。

すると、食糧の消費も半減します。それは、穀物相場の暴落を招くでしょう。

石油王のロックフェラーは、穀物王でもあります。とくに、ディビッド・ロックフェラーの別名は〝二〇世紀皇帝〟です。人類史で二〇世紀の地球を完全支配してきた男……という意味です。

穀物の売上げが半減ということは、農業部門の石油売上げ半減を意味します。

そんなことを〝皇帝〟が許すはずがない。

だからマッケイ論文は、歴史の闇に封印されて今日に至るのです。

ペンタゴン（米国防総省）も採用、ヨガ呼吸法

●「……長い息は、長生き」

一生に食べる量が決まっている。なら、食べる量を半分にすれば二倍生きます。

三分の一にすれば三倍生きることになります。

同じことは、呼吸にもいえます。息を二倍長く吐けば寿命は二倍に伸びます。

三倍長く吐けば、寿命は三倍になる……というわけです。

古代ヨガの行者（グル）たちは、その真理に気付いていました。

だから、ヨガ修行の根幹は、「少食」「長息」なのです。

この生命の真理は、古代中国の漢方でも知悉《ちしつ》していました。

だから、東洋医学の二大長寿法は以下となります。

――①少食長寿、②長息長命――

わたしの母方の祖母は九人の子どもを産んで、九四歳の長寿をまっとうしています。

子どもの頃、わたしは聞きました。

「婆ちゃん、長生きのコツは何かい？」

祖母は、こう答えました。

「……息を細う長ごう吐いたらヨカ」

学歴のない無学の祖母でしたが、生命の真理を体得していたのです。

そして、祖母は表情を変えずに、こう言ったのです。

「……長い息は、長生き」

●NASAや大学でも効果証明

このヨガの「長息法」は、〝ロングブレス・メソッド〟として世界的ブームとなっています。

その原理はシンプルで「吐く息を、吸う息より長くする」というもの。

あまりに単純すぎて、笑ってしまいます。しかし、その効果は絶大です。

なんと、あのペンタゴン（米国防総省）ですら、このヨガ呼吸法を訓練に採用しているのです。約二〇万人の職員、兵士の訓練カリキュラムに正式採用している。

そして、めざましい成果をあげています。

イラクやアフガニスタンなどに派兵された兵士たちは、帰国してPTSD（心的外傷）に苦しめられ自殺や犯罪、銃乱射などに走るケースが多発していた。軍当局は、これら帰還兵のメンタルケアに向精神薬など薬物療法で対応してきた。しかし、症状は悪化するばかり。

そこで、ヨガ呼吸法を取り入れると、まさに劇的な効果が表れた。

「……不安、苦悩が消えた」「他者に共感できる」。兵士たちも感動の喜びを表す。

同様にNASA（航空宇宙局）もロングブレスを採用。宇宙飛行士の訓練などに目覚ましい成果をあげている。スタンフォード大学心理学科もメンタル・トレーニングに導入。その結論は「長息法は、PP（ピーク・パフォーマンス）達成にめざましい効果を発揮する」

このように、アメリカでは①軍事、②宇宙、③心理の科学分野で、「長息法」の卓越した効果が証明されたのです。

●肩凝り、冷え性は一発で治る

息を長く吐くだけで、どうしてこれほど絶大な効果が現れるのでしょう？

それは、「長息法」で自律神経が交感神経から副交感神経にシフトするからです。交感神経（緊張）から副交感神経（弛緩）へのシフトで、脈拍、血圧、血糖値、脳波なども落ち着いてきます。つまり、リラックスモードとなる。

それだけで、治癒力や免疫力などが格段に向上します。

さらに見逃せないのが、血管の拡張です。

身体を流れる血管の九割近くが、太さ二〇ミクロン以下の毛細血管です。

そして、赤血球の直径は約一〇ミクロン。交感神経の緊張は毛細血管を縮小させ、副交感神経の弛緩は、毛細血管を拡張します。

こうして、ロングブレスは血管を拡張させ、血流をスムーズにするのです。

万病の直接原因は、血流不全です。その最悪は血栓症です。

「長息」は、ただ息を長く吐くだけ。それで、劇的に血流改善するのです。

とくに著効があるのが「肩凝り」「冷え性」です。これらは、毛細血管の血流障害が原因です。

だから、「長息」を実践すると、たちまち驚くほどの効果が現れます。

わたしは一五年間も肩凝りに苦しんできたという女性に、ロングブレスをすすめ、わずか五分で完治させたことがあります。ご本人は、ただただビックリしていました。

〝足し算〟の栄養学から〝引き算〟の栄養学へ――

●〝マイナスの栄養学〟の発想

――腹六分ネズミは、二倍生きた――（マッケイ報告）。

まず、ここに健康長寿のヒントがあります。

よくたずねられます。「何が効きますか？」「何を食べたらいいですか？」

これは、健康に気をつかっている方なら、当然の質問だと思います。

健康に効果のないものより、効果のあるものを口にしたい。あたりまえです。

ただ、ここにあるのは〝栄養の足し算〟の発想です。

ところが、食べる量を半分にしたら寿命は二倍に伸びた。

これは、〝栄養の引き算〟です。

今、世界の栄養学は、大きな岐路に立っているように思えます。

それが、〝足し算〟から〝引き算〟への転換です。

言い方を変えると、〝マイナスの栄養学〟。

しかし、世にまかりとおっているのは〝プラスの栄養学〟ばかり。

医師や栄養士に「断食」の話題をふると、例外なく反射的に「餓死します！」と、いささかヒステリックな反応が返ってきます。さらに、追い討ちをかけるようにいいます。

「迷信です」「虐待ですよ」

その顔つきと剣幕は尋常ではありません。まいります。

まさに、これらの反発は反射的に口に出ているのです。

●「断食」=「餓死」という〝洗脳〟

その理由も、はっきりわかります。医師や栄養士さんたちは大学教育の現場で、教授らにさんざんこう頭に叩き込まれてきたからです。

「断食なんぞ迷信だ」「科学的根拠などない」「絶対やっちゃあイカンぞ」「餓死するにきまってる」「患者の虐待だ」……。

悪態が噴出してくる。真面目に講義を受ける学生たちは必死でノートを取る。

こうして「断食」イコール「餓死」という〝洗脳〟が刷りこまれるのです。

この根底には、フォイト栄養学のカロリー理論が存在します。

食物を〝燃やして〟得られる酸化熱量が生命エネルギー源だ、というこのカロリー理論。

それは、約二〇〇年も昔のカビの生えた理論です。

そんな古い理論に執着する栄養学界は、ウイルヒョー医学に執着する医学界と同様にコッケイです。学問とは日々進化するものです。なのに、二世紀も昔の理論を後生大事に拝む。

その姿は、もはや醜悪でグロテスク、哀れです。

①「酸化」②「解糖」③「核反応」④「宇宙エネルギー」

●生命エネルギーは四段階ある

なるほどカロリー理論が一部正しいことは、いうまでもありません。

たしかにわれわれは、肺から酸素を吸入し、それを栄養と反応させ熱エネルギーを得ています。

しかし、それがエネルギー源のすべてではありません。

すでに四種類の生命エネルギー源が判明しています。

⑴酸化系……食物の酸化エネルギー
⑵解糖系……糖の分解エネルギー
⑶核反応系……元素転換エネルギー
⑷宇宙系……ソマチッド経絡造血

⑶は、生体内元素転換で起こる。故・安保徹博士（新潟大名誉教授）は、カリウム40が生体内でカルシウムに元素転換する現象を確認し、発生エネルギー経路を確認している。

「渡り鳥がほとんど何も食べないで地球を半周するのは、この元素転換による核エネルギーを利用しているのです」（安保教授）

⑷を証明したのは国際自然医学会会長、故・森下敬一博士。

「宇宙は氣エネルギーに満ちている。それがチューブリン微小管を経て、人体の経絡に存在するソマチッドに吸収される。ソマチッドは増殖し、白血球さらに赤血球と変化していく。そして、赤血球は体細胞へと変わっていく」（経絡造血）

●世界に〝不食の人〟二〇万人

このように生命エネルギーも、今では多面的に解明されているのです。

なのに、医学界・栄養学界では、いまだに二世紀も昔のペテン、フォイト栄養学に固執して一歩も前に進まない。その〝異常〟に気付かない頭脳こそ、異常です。

わたしの友人で三〇年近く、一日に青汁一杯で生きてきた森美智代さんがいます。

生死にかかわる難病を、断食と菜食療法で完治させて以来、彼女は手作り青汁一杯で今日まで生きておられます。

青汁一杯のカロリーは約五〇キロカロリー。フォイトが唱える基礎代謝熱量一二〇〇キロカロリーのわずか二四分の一。フォイト栄養学が正しければ、森さんはとっくの昔に餓死しているはずです。

しかし、今日までふっくらしたお顔で、元気に鍼灸師、作家として活躍しておられます。

彼女の存在一つとっても、カロリー理論の破綻は、証明されているのです。

千島・森下学説の森下敬一博士によれば、地球上には約二〇万人もの不食の人が存在するそうです。まったく何も食べないで生きている人が二〇万人……！

これら事実は〝近代栄養学の父〟フォイト理論がペテンであったことを証明しているのです。

ぎゃくに、森下博士の「経絡造血」理論の正しさを証明しているのです。

〝体毒〟は口からの〝毒〟と、心で生まれる〝毒〟がある

●「コルチゾール」「アドレナリン」

ヨガの根本教義は、「断食は万病を治す」。

では——「断食」（ファスティング）が、どうして万病を治すのでしょうか？

その前に、病気はなぜ起こるのかが、解明されなければなりません。

プロローグで述べたように、西洋医学は病気の原因について、完全に無知です。

しかし、東洋医学は「〝体毒〟によって生じる」とズバリ的中させています。

〝体毒〟とは、文字通り体にたまった毒素です。これには二つの経路があります。

(1)口の〝毒〟……食物などで口から入ってくる〝毒〟
(2)心の〝毒〟……体内で不安・苦悩で発生する〝毒〟

(1)は「過食」「肉食」「砂糖」「汚染食」などです。これら経口〝毒〟は、口から入り肝臓で解毒され、腎臓で排泄されます。しかし、これらの代謝が追いつかないと、それらは老廃物として脂肪や内臓などに蓄えられます。排出されない老廃物こそが〝体毒〟なのです。

(2)は不安、恐怖などで体内に分泌される神経ホルモンです。
具体的には「コルチゾール」(ストレスホルモン)、「アドレナリン」(怒りホルモン)。

前者は弱い毒性があり、後者は強い毒性があります。

とくに、「アドレナリン」は毒蛇の〝毒〟の三、四倍というから恐ろしい。

ストレスで「コルチゾール」が発生すると、イライラします。

恐怖などで「アドレナリン」が発生すると、ムカムカします。

毒物が体内を巡るのです。気持ちが悪くなって当然です。

●断食で病気が治るメカニズム

〝体毒〟の正体は、このように(1)口の〝毒〟、(2)心の〝毒〟の二種があるのです。

これらが、万病を引き起こします。

それでは――。なぜ、断食が万病を治すのか？

それは、沖正弘導師の講話を思い出してください。

「――生命とは〝ＩＮ、ＯＵＴ〟だ！」

だから食事（ＩＮ）をストップすれば、後は排泄（ＯＵＴ）のみです。

こうして、速やかに〝体毒〟は体外に排出されていきます。

まさに断食こそ、究極のデトックスなのです。

断食（ファスティング）で万病が治る。それには三段階があります

①自己浄化：排毒が加速され〝体毒〟が抜けクリーンな体になる。
②病巣融解：病巣組織が最優先で融解・分解され排泄されていく。
③組織新生：病巣が融解された跡には新しい組織が産まれていく。

どうです！「断食」が病気を治すしくみが、はっきり理解できるはずです。

このシンプルな真理に、日本のお医者さんたちは、まったく気付いていない。

大学教授たちは、いまだこう叫ぶのです。

「迷信だ」「餓死する！」「虐待だ」

なんという無知、なんという不勉強……。

■酵母菌から線虫、ミジンコ、昆虫、哺乳類まで 1.5 ～ 2 倍生きた！

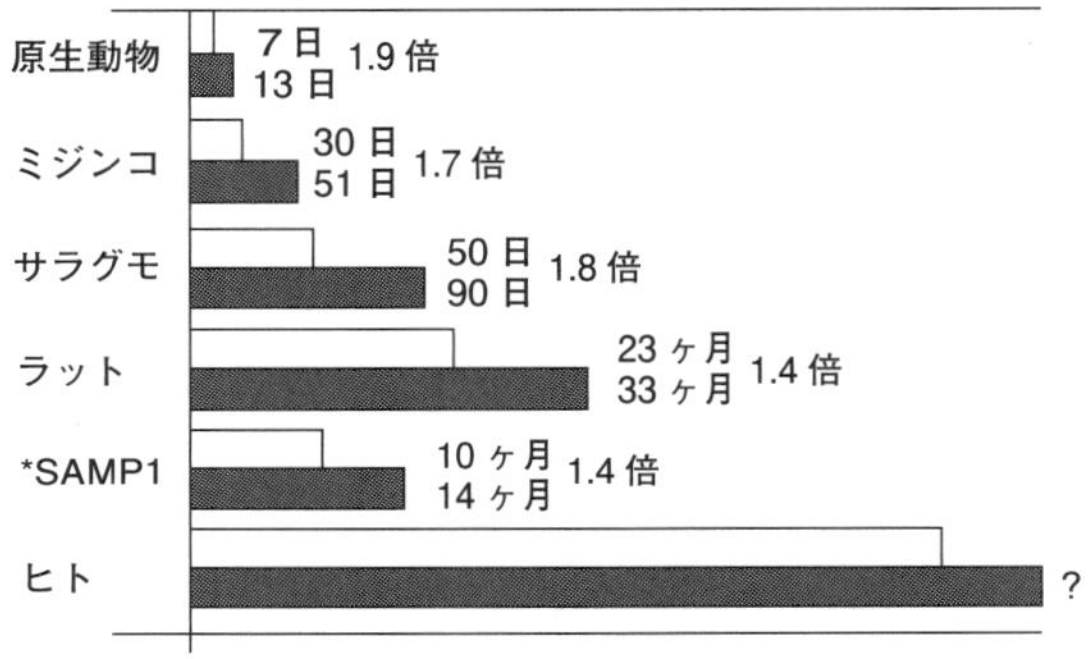

図 1-1　カロリー制限による平均寿命の延長

〝かれら〟はカビの生えた二〇〇年も昔の栄養学に〝洗脳〟されているのです。

ここに栄養学の悲劇と喜劇があります。

破綻したペテンのフォイト栄養学にいまだしがみついている。まさに、こっけいというしかない。

「空腹感」が若返り長寿遺伝子にスイッチ・オン！

●〝食べない〟ほど長生きの謎

「断食」「ファスティング」を語るとき欠かせないものがあります。

一九九九年、米マサチューセッツ工科大学（ＭＩＴ）のレオナルド・ガレンテ教授が発見。ガレンテ教授らは、動物のエサをカロリー制限すると一・五～二倍、寿命がのびる現象に着目。それは哺乳類にとどまらない。

昆虫や微生物、単細胞生物まで同じ。

「生命は、〝食べない〟ほど長く生きる！」

この不可思議な生命現象の「原理」を、ついにガレンテ教授らのチームは解明した。
それが、長寿遺伝子（サーチュイン）の存在です。
それは——神（大自然）が生命に与えてくれた生存システムといえます。
つまり、生命は空腹になるほど生命活性が高まるのです。
その活性原理をつかさどるのが、長寿遺伝子（サーチュイン）です。
それは、生命が空腹・飢餓の状態にあって、初めて作動します。
つまり、空腹感が「生命活性」装置にスイッチを入れる。
ぎゃくにいえば、この生命活性遺伝子は、満腹状態ではぜったいスイッチは入らない。
活性エンジンに点火するのは、〝空腹感〟なのです。
だからこそ、「空腹を楽しめ」と古代ヨガは教訓として教えてきたのです。

フォイト栄養学は人口削減「大量殺戮兵器」

●〝肉食教〟という新興宗教

ヨガの教えは、悪魔のフォイト栄養学とはまったく真逆です。

〝近代医学の父〟フォイトは「もっとも優れた栄養は肉だ！」「今より二倍半多く食べろ！」と主張。彼は肉食信仰の〝教祖〟となり、その弟子たちが、全世界に〝布教〟していったのです。

こうして、〝肉食教〟という新興宗教は、またたくまに世界中に広まっていきました。

教祖であるフォイトは、こうも言っています。

「……体によいものは、いくら摂《と》っても摂り過ぎることはない」

彼は、「過ぎたるは及ばざるがごとし」という真理すら知らない。

この愚かな〝教祖〟を陰から操っていたのが、悪魔勢力ロックフェラー財団であったことは、まちがいない。〝やつら〟の戦略は、シンプルです。

まず――①誤った栄養学で、人類を病気にする。つぎに②誤った医療でクスリ漬けにする。

そして、最後は③〝治療〟の名のもとに患者を殺す。

これぞ「金儲け」と「人殺し」……。

これにより悪魔勢力は、宿願の人口削減まで達成できる。

人類が到達した最高食は、日本の和食である

●「マクガバン報告」の結論

一九七七年、アメリカ上院が発表した栄養と健康に関する研究があります。

五〇〇〇ページにも及ぶリポート（「マクガバン報告」）は、悔恨と絶望に満ちていました。

「……先進国の食事は、まったく誤っていた」「ガン、心臓病、糖尿病から精神病まで、原因は

食べまちがいだった」「我々は、今すぐ食事を改めなければならない」

しかし、この後悔と懺悔《ざんげ》の「報告書」にも、一条の救いの光があった。

その最後は、こう締めくくられていたのです。

「……しかし、我々には希望がある」「人類はもっとも理想的な食事に到達している」「それは、日本の伝統食である」。

この史上空前の栄養問題報告書を、悪魔メディアは完全に握りつぶした。

各国政府は徹底的に隠蔽して今日にいたります。しかし、真理の光を葬り去ることはできない。

この衝撃リポートは口伝えに、世界中にさざ波のように広がっています。

世界の栄養学者や医学者たちは、日本の和食に熱い視線を注いでいます。

私たちは、そのような食文化を培《つちか》ってきた祖先に感謝すべきです。

第２章からは、「和食」の伝統食材がもつ、〝奇跡〟の威力を紹介していきましょう。

第2章 「肉」を食うより「豆」を食え！

――ヘルシーな〝畑の肉〟が、ガンを消す

「肉は最凶発ガン物質である」（WHO勧告）

●「大豆」は抗ガン食のトップ

図2-1を見てください。アメリカ政府が公表した、「ガンを防ぐ」食材ピラミッドです。食にも抗がん作用がある！　その頂点に注目。なんと「大豆」です。

つまり「豆」類こそ、抗ガン食トップなのです。

つぎに、図2-2を見てください。

肉を食べるほど、ガンが増えています。世界で最も多く肉を食べているニュージーランドの結腸ガン患者は、最も少ないナイジェリアの四五倍です。肉がすさまじい発ガン食品であることは決定的です。同じようなデータは数多くあります。

それでも、肉食を勧める医師、栄養士は、極めて多い。彼らは、まぎれもなく殺人医師であり、

■米政府も絶賛！大豆はベストワンの抗ガン食だ

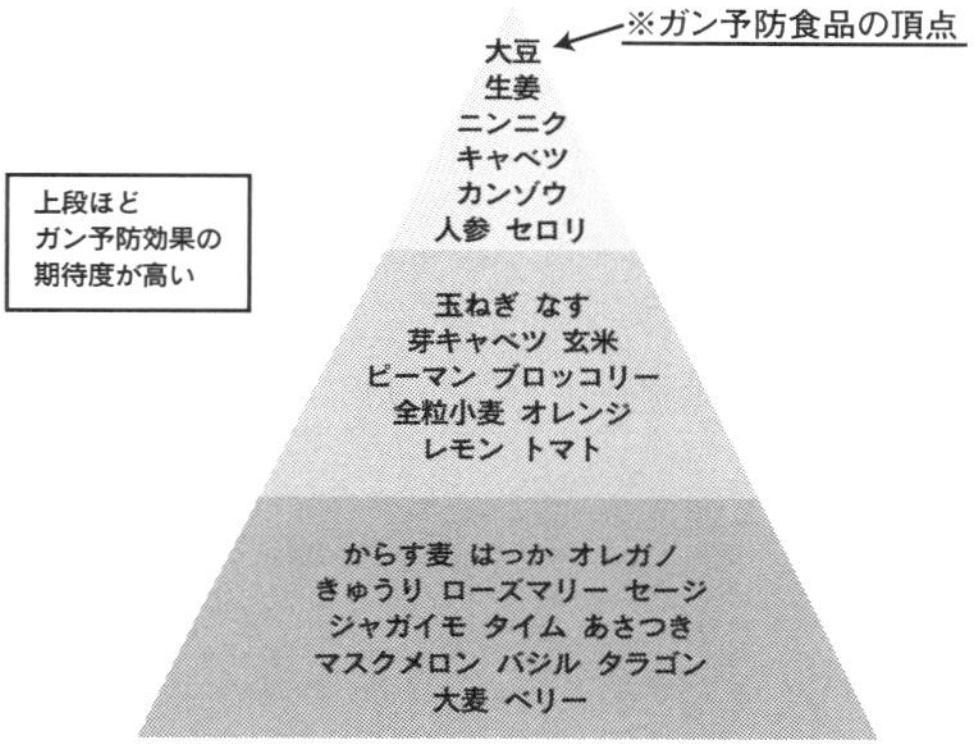

図 2-1　ガン予防の期待できる食品ピラミッド（抜粋）
出典：アメリカ国立ガン研究所

■肉食大国ニュージーランドの結腸ガンは 45 倍！

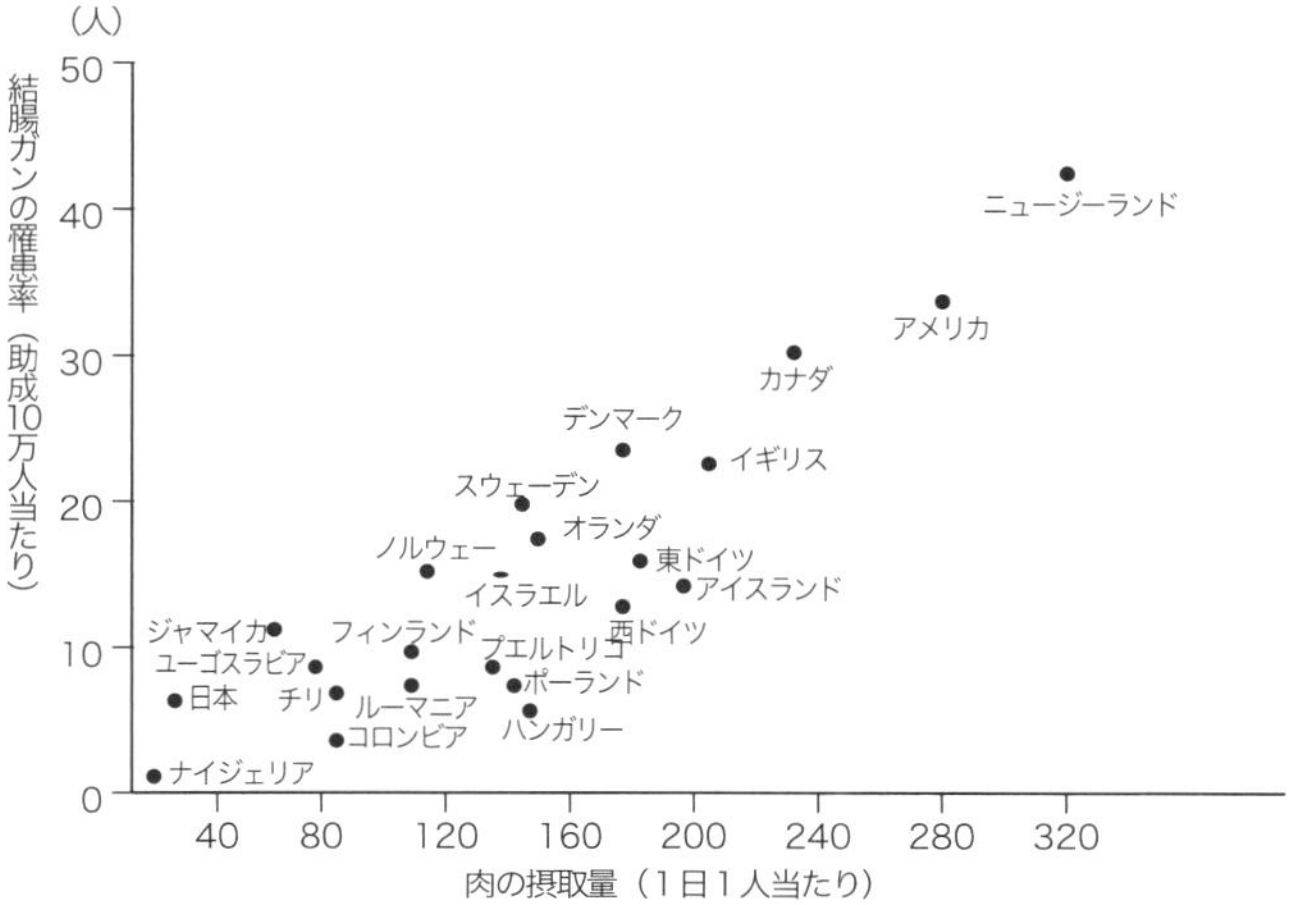

図 2-2　肉の摂取量と結腸ガンの罹患率（女性）
出典：『葬られた「第二のマクガバン報告」』

■ハムにも肉にも最悪レベルの発ガン性！

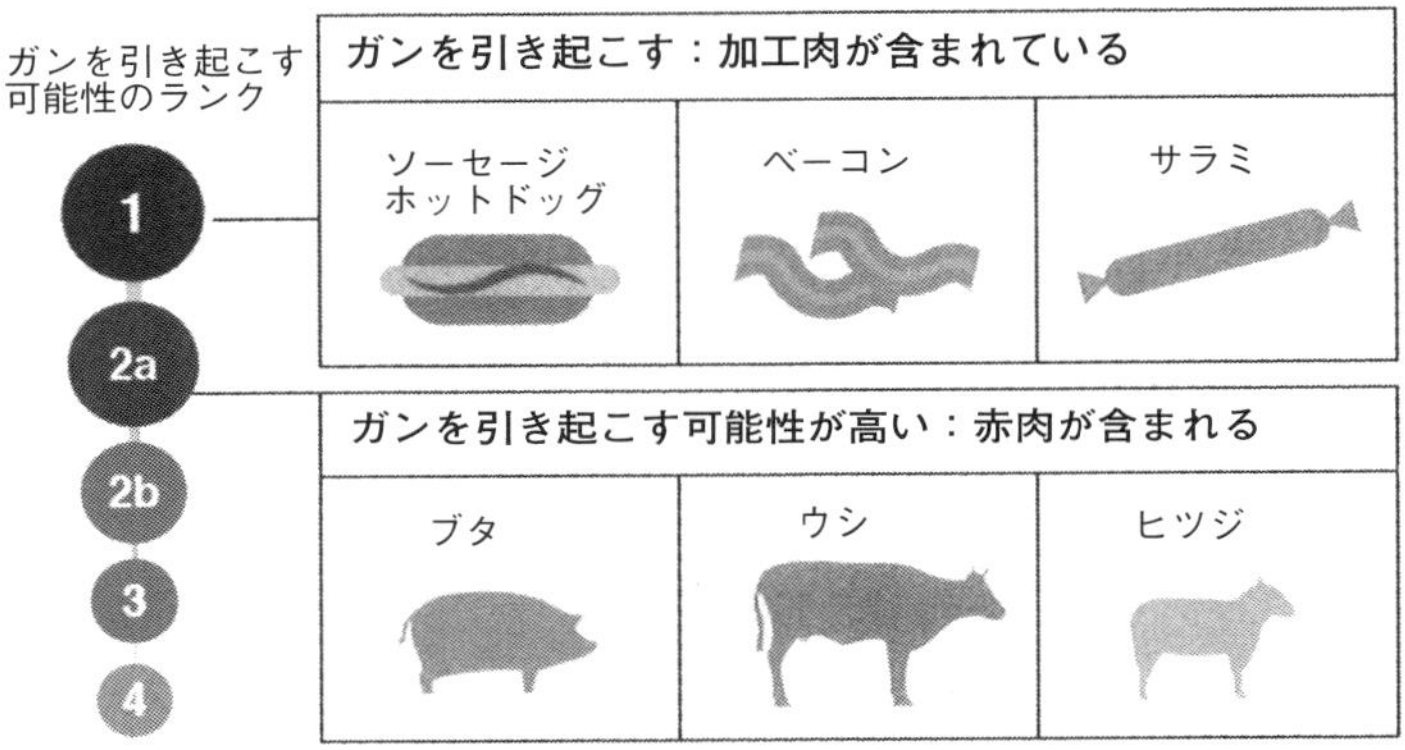

図 2-3　WHO（世界保健機関）が肉の発ガン性を警告
出典：WHO イギリスガン研究所

詐欺栄養士である。わたしは彼らを絶対に許さない。

図2-3は、まさに決定的です。二〇一五年、WHO（国際保健機関）は、衝撃警告を行っています。

「ハム、ベーコン、ソーセージなど加工肉は、最悪の発ガン物質」という驚愕リポートです。

「五段階評価で最凶発ガン性が証明された」

それはアスベスト（石綿）と同等レベルという。

こちらは悪性肺ガン（中皮腫）を引き起こす。

だから、全世界で「製造」「流通」「販売」「使用」が禁止されている。

「それと同等の発ガン性が加工肉にある」とWHOは勧告する。なら、世界中のハム、ベーコン、ソーセージも同様に禁止されるべきなのです。

さらに全世界に衝撃を与えたのは、加工肉でなくとも肉自体に発ガン性がある、という事実。

「赤肉も五段階で上から二番目の発ガン性が証明された」（同勧告）

●「お世話になったあの方に……」

肉類に史上最凶レベルの発ガン性……。

これは、肉好きでなくとも聞きたくない。

とくにハム、ベーコン、ソーセージには最悪発ガン性！　ハムなどのメーカーは絶句。ハムのCMに登場している歌舞伎役者など呆然だろう。

「……お世話になったあの方に……」。毎年、御歳暮で贈っているハム詰め合わせが、発ガンセットだったとは……。まさに、それは〝死のプレゼント〟だった。

しかし、この歌舞伎役者が悩むことはないはずだ。

なぜならこのＷＨＯ衝撃ニュースを、ほとんどのメディアは黙殺、圧殺したからだ。

しかし、よくぞまあ、ＷＨＯは思い切った勧告を強行したものだ。

ＷＨＯは悪魔勢力〝ディープステート（ＤＳ）〟の一翼である。それは、コロナ騒動であらわになった。しかし、中には良心的な人々も存在する。それが、この勧告で証明されたかたちだ。

ここまで思い切った発表を行ったＷＨＯスタッフに、拍手を送りたい。

ただ、これらの人々が悪魔勢力から報復を受けないか、それだけが心配である。

命をかけてこの行為を行ったＷＨＯ良識派による「勧告」を、われわれは真摯に受けとめるべきだ。

しかしマスメディアが黙殺し政府が圧殺したため、この勧告を知る日本人は極めて少ない。

こうして、肉食信仰の悪魔的〝洗脳〟は、いまだ人々の行動を支配し、食卓を支配している。

「動物たんぱくは史上最凶発ガン物質」（キャンベル博士）

●①腐敗②酸毒③血栓で発ガン

肉類がガンを発生させるメカニズムは三つあります。

①腐敗：動物たんぱくが腸に入ると悪玉菌が増殖し強烈発ガン物質が生成される。
②酸毒：動物食は消化過程で各種酸を発生させ、体液酸性化でガンを増殖させる。
③血栓：代謝しきれない脂分が血栓となり、血流不全の酸欠で細胞がガン化する。

これは、肉類だけでなく、動物性食品（アニマルフード）全体に共通する〝発ガン〟メカニズムです。だから、牛乳、乳製品、卵なども、同じメカニズムでガンを増やすのです。

このように動物食は、潜在的な発ガン性を抱えています。

「マクガバン報告」に続いて、栄養と病気の関連を徹底調査した研究に『チャイナ・スタディ』

■動物たんぱく20%摂取でガンは急増する

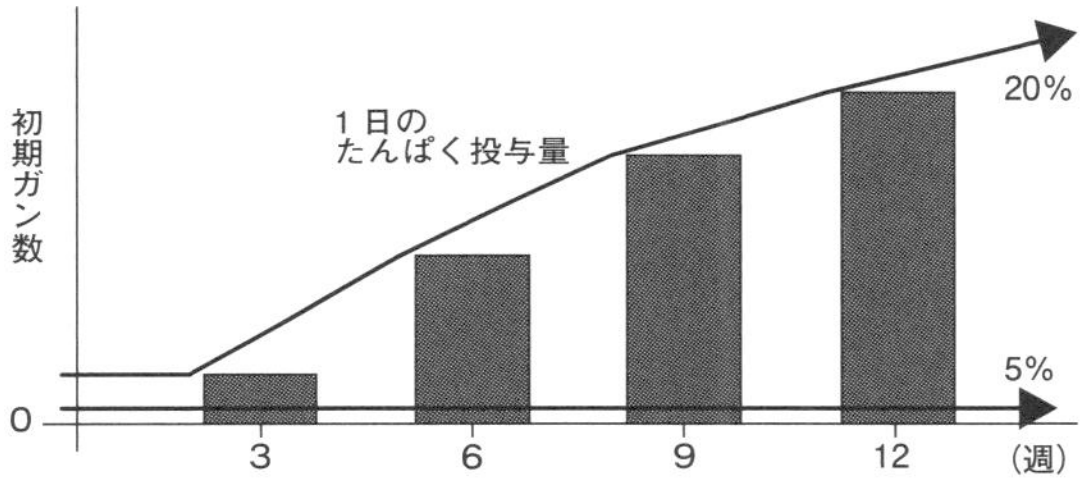

図 2-4
出典：『フォークス・オーバー・ナイブズ』

（グスコー出版）があります。

これは、中国とアメリカにおける「栄養・疾病」を比較調査したもの。指揮したのはコリン・キャンベル博士（米コーネル大学、栄養学）。

博士は「動物たんぱくは史上最悪発ガン物質」と断定している。

●ガン患者に肉食は厳禁だ

博士は牛乳たんぱく（カゼイン）をネズミに与える実験を行い、その結果に驚愕した。

エサに占めるカロリー割合を一〇％から二〇％に増量する。すると、ガンが九倍に爆発的に増殖した。投与量二倍でガンが九倍……。「あきらかに動物たんぱく（カゼイン）には、強烈な発ガン性がある」（キャンベル博士）

さらに、ガンにかかったネズミにカロリー五％相当のカゼインを投与してもガン病巣は不変だった。

しかし、二〇％ではガンは急速に成長していった（図2-4）。

ところが、カゼインを五％に減量するとガンも縮小した。

■ガン患者は動物たんぱくを摂ってはいけない！

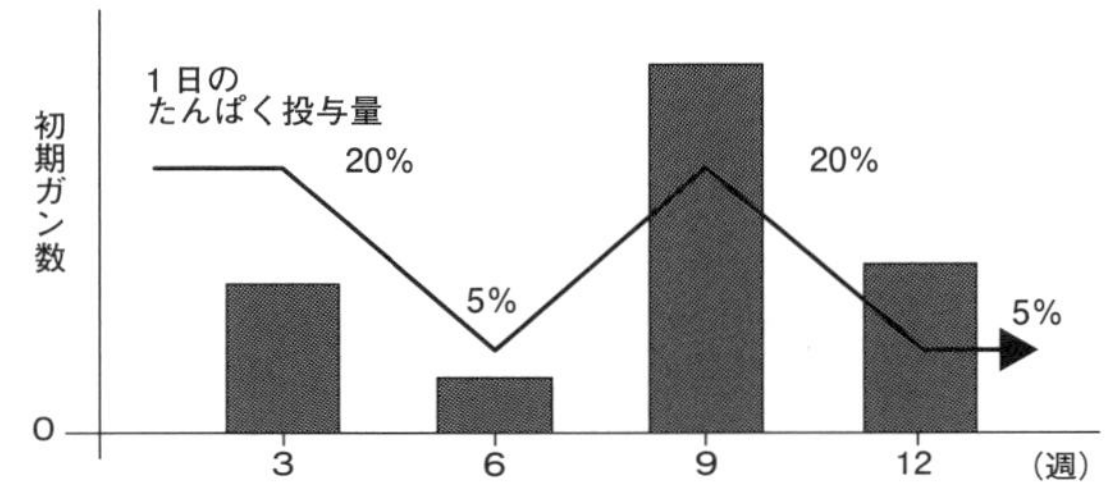

図2-5　たんぱく投与量を週によって入れ替えた場合の病症変化
出典：『フォークス・オーバー・ナイブズ』

そして、二〇％に増量するとガンも増殖する（図2―5）。

「……動物たんぱくを減らせば、ガンも減らせる！」

キャンベル博士は、動物たんぱくの制限こそ、ガンを減らすという事実を突き止めた。

「ガンは動物たんぱくを与えると増殖し、減らすと縮小する！」

博士は「動物たんぱくを制限することでガンを制御できる」ことを発見したのである。

つまり、ガン治療で患者に動物たんぱくを与えることは、ガンを増殖させ、命取りになる。

――ガン患者に肉食は、厳禁である（キャンベル博士）――

ガン患者が助かるのはヴィーガンしかない

●点滴でブドウ糖の狂気

そして医者も栄養士も、この重大な警告にまったく無知である。

それどころか、「ガン患者は肉を食べなさい」と肉食を推奨する医師すらいる。こうなると無知は言い訳にならない。まさに、殺人行為そのものだ。

それは肉だけではない。キャンベル博士が実験で確認したように、牛乳たんぱく（カゼイン）も、患者のガンを爆発的に増やす。

だから、ガン患者に牛乳を飲ませたり乳製品を与えることは、〝殺人〟にひとしい。

その他、魚や卵などの動物たんぱくも同じ。ガン患者は、絶対口にしてはいけない。

結論はこうだ。ガン患者に動物性食品は、ぜったいタブー。ガン患者が生き残る道はただ一つ――。ヴィーガンを選択することだ。

ここまで書いても、まだ半信半疑の人もいるだろう。「動物たんぱくは優良たんぱく」は、と〝洗脳〟されてきたからだ。また、「栄養を与えないと病気は治らない」と人類は長い間〝洗脳〟されてきた。だから「ガン患者は肉など栄養をしっかりとって体力つけないと、治らない」と信じている医者や栄養士がほとんどだ。

それだけではない。患者に点滴で〝栄養分〟を大量に注入する。

まさに、火事場にガソリンを注ぐような狂気である。

●ケーキ、ハムがお見舞い品？

とくに、ブドウ糖はガンの大好物だ。

それをガン患者に〝栄養〟をつけるためと点滴でガンガン注入する。大喜びするのはガンだ。

〝栄養〟補給してもらって猛烈に増殖し、患者を死なせていく。

さらに、患者や家族の無知が、悲劇と喜劇に拍車をかける。

入院患者へのお見舞品の定番は「ケーキ」だ。ガン患者に〝甘い物〟は絶対タブーである。

なのに、お見舞いで「早く元気になってね」とショートケーキなどを差し入れる。

これは、もはや「早く死ね！」と言っているのにひとしい。

さらに、お見舞いで「ハムの詰め合わせ」など持ち込まれたら、もはやコントの世界である。

ハムは「史上最凶の発ガン物質」である（WHO勧告）。

和食の基本「大豆」、ガンを防いであたりまえ

●日本人に生まれてよかった

冒頭の「抗ガン食」ピラミッド（図2-1）にもどる。

「大豆」が抗ガン食トップに君臨している。これは、アメリカ政府が膨大な科学的証拠（エビデンス）を収集して到達した結論だ。だから、絶対的信頼がおける。

アメリカ政府のメッセージは明快だ。──**「肉」を食べるより「豆」を食べなさい。**

そして、和食は「大豆」製品だらけなのだ（図2-6）。

味噌、醤油、豆腐、油揚げ、納豆、ゆば、麸、がんもどき……。

まさに、「大豆」のオンパレード。

そして、「大豆こそ、もっともガンを防ぐ」と米政府も断定しているのだ。

「……動物実験などから、大豆に豊富なイソフラボンには、乳ガンの原因となる女性ホルモン（エストロゲン）の働きを弱める作用が期待されます」（ガン対策研究所）

大豆の乳ガン予防効果を示す疫学調査もある。とくにアジアの国々ではっきりしている。

「……アジアでは大豆製品の摂取量が欧米にくらべて多く、しかも、食品への加工方法も異なることが、その理由としてあげられます」（同）

とくに日本女性を対象とした乳ガンの症例対照研究では、「大豆摂取は、乳ガンを防ぐ可能性がある」という。取り上げた大豆製品は、大豆脂肪、豆腐、みそ汁、納豆、油揚げなど。

ほんとうに、日本人に生まれてよかった……。

大豆食にほとんど縁のない欧米人は、お気の毒というしかない。

■スーパー栄養食「大豆」が多彩な和食ルーツだ

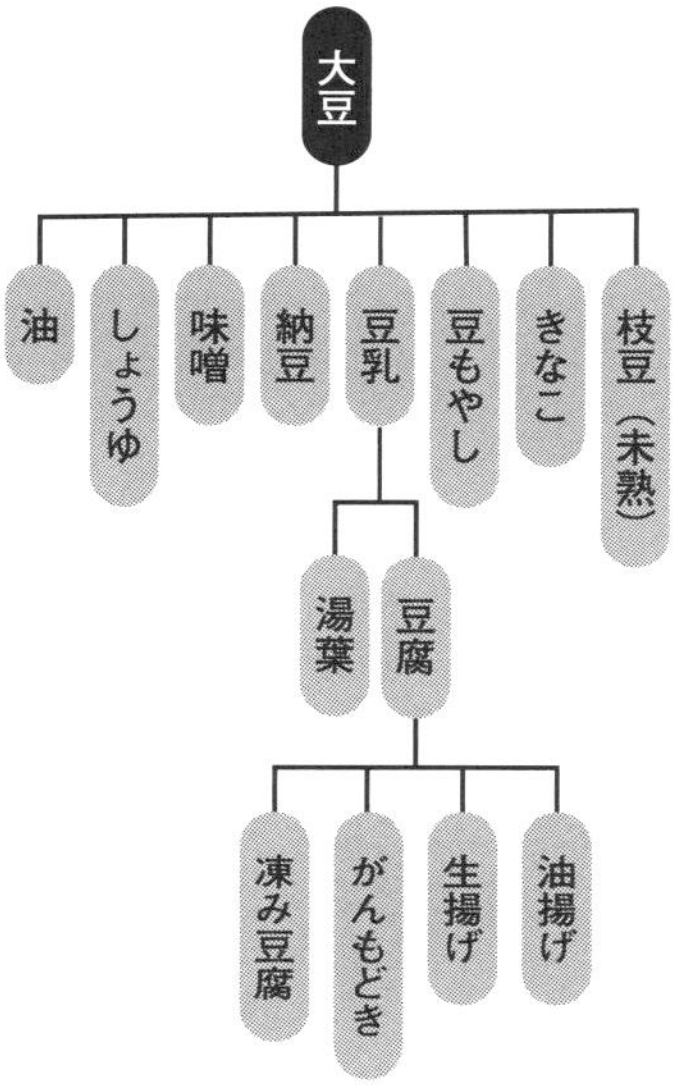

図2-6

●毎日の味噌汁は〝医者殺し〟

味噌汁は古来、〝医者殺し〟と呼ばれてきた。昔の人は、その絶妙の効能を熟知していたのだ。

「……乳ガンは欧米で多く、アジアでは少ない。アジアから米国へ移民した集団では、乳ガンが増える。わが国でも都道府県別では大都会に乳ガン死亡率の高い傾向がある。だから、欧米と日本で大きく変わる生活習慣、とくに食生活が乳ガン発生率に大きく関係すると言われてきた。そのひとつが大豆やイソフラボン。大豆製品やイソフラボンは乳ガン発生率を減少させる。日本の伝統食が乳ガンを減らすことは確かである」（ガン対策研究所、要約）

むろん、大豆の薬効はそれだけではない。

抗ガン食トップである。あらゆるガンを未然に防いでくれる。

まさに大豆こそ、天然の抗ガン剤なのだ。

大豆には五大栄養素がたっぷり含まれる

●「肉」は発ガン、「豆」は抗ガン

「肉類」は発ガン食、「豆類」は抗ガン食――。

なら、「肉」から「豆」にシフトはあたりまえ。子どもでもわかります。

このあたりまえの真実に気付いたのが、ベジタリアン（菜食主義者）です。

いまだ日本では、菜食の人を「変わり者」と見る風潮があります。
しかし、ベジタリアンからしたら、「肉食」の人こそ「変わり者」なのです。
週に一度くらいの肉食なら、食文化の楽しみとして許容できるでしょう。
しかし、ほぼ毎日、「肉類」を口にするのは、まさに自ら死に急ぐのと同じです。
「肉類」はダメというのではありません。
まずは、「肉」を減らして、「豆」を増やす。
これなら、だれでも今日からできますよね。

●大豆は完全栄養食である

大豆は豆類の代表バッターです。五大栄養素がバランスよくたっぷり含まれています。
それらには、凄い薬効も証明されています。

(1)大豆たんぱく

①コレステロールを減らす。（抗脂血剤は要らない）
②脂質代謝を促進する。（肥満防止におすすめです）
③脂肪を燃えやすくする。（ダイエット効果抜群！）

(2)不飽和脂肪酸（α-リノレン酸等）

①血中コレステロール低下。（スタチンは飲むな）
②高血圧を正常値にする。（効圧剤にオサラバ！）
③動脈硬化・血栓予防。（ワクチン打った人に！）

(3)炭水化物

①糖質はエネルギーに。（ご飯抜きでもＯＫです）
②細胞膜を作り脳を活性化。（体や脳を活性化！）
③血糖値を正常に保つ。（ブドウ糖補給源となる）
④食物繊維が腸内正常化。（腸内善玉菌を養う！）

(4)ビタミン類

①ビタミンＢ１：糖質代謝には不可欠。（不足すると脚気症状が出る）
②ビタミンＢ２：皮膚や粘膜を健やかに。（欠乏するとお肌ガサガサ）
③ビタミンＣ：コラーゲン合成に不可欠。（不足すると肌、体が失調）
④ビタミンＥ：強い抗酸化作用あり。（老化防止、生活習慣病を防ぐ）
⑤葉酸：赤血球を生産する。（細胞新生に不可欠なＤＮＡを合成する）

(5)ミネラル群

身体の構成成分で、身体機能の調節にも不可欠。大豆には、マグネシウム、ナトリウム、カリウム、リン、鉄分、亜鉛など必須ミネラルがバランスよく豊富に含まれる。

――以上、五大栄養素が整った大豆こそ、完全栄養食なのだ。

●美と健康を保つ大豆の効能

さらにそれ以外にも、大豆には効能成分が含まれる。

⑹イソフラボン

女性ホルモン「エストロゲン」と分子構造が似ている。それは「肌を美しくする」「女性らしさをつくる」。「更年期にイソフラボンを摂取すると、減少したエストロゲンを補う働きをしてくれて、更年期障碍が緩和されます」（『田中農場日誌』）

「日本女性は、なぜ中高年になっても若く肌が美しいのか！」

これは、欧米男性からの賛嘆です。その秘密は「大豆」が豊富な和食にあったのです。

ぎゃくに肉食中心の欧米人は、体内に酸性物質が発生して老化が加速されます。

肌がシミ、しわだらけになっていくのです。

イソフラボンにはさらに、骨密度を維持して骨粗そう症を防ぐ効果もあります。

⑺レシチン

摂取すると体内で神経伝達物質アセチルコリンとなる。これは、神経を正常化し、脳機能を改善する。具体的には「認知症予防」「脳梗塞・脳出血の予防」「ストレス改善」「疲労回復」「脳活性化」「集中力増強」……など。

さらに「コレステロールを溶かす」「血管壁をきれいにする」「肝臓脂質代謝を正常化」など、もはや薬効としかいえない作用があります。

⑻サポニン

血中コレステロールや中性脂肪を溶かす。血液をサラサラにする。血管内で血栓を防ぐ。脂質生成を防ぐ。だから、ダイエット効果も発揮してくれる。スリムでひきしまった体を作り、若々しさを保ってくれる。

⑼オリゴ糖

砂糖のような甘さなのに低カロリー。腸内でビフィズス菌や乳酸菌の餌になり善玉菌をを増やし、腸内環境を改善する。インドールなど有毒物質の生成を抑制して、大腸ガンなどを防止し、便秘を改善する（肉食は悪玉菌を増やし、大腸ガンを劇的に増やす）。

――以上、大豆九つの薬効成分をあげた。これらは、あらゆる「豆類」に共通する効能だ。だから、「豆食」は人生を救い、人類を救うのだ。

「豆類」を〝劣等たんぱく〟と貶《おとし》めた近代栄養学

●人類〝洗脳〟フォイトの罪

医聖ヒポクラテスは、「汝《なんじ》の食を薬とせよ」と説いた。

言い変えれば、「汝の大豆を薬とせよ」。

人類は古来、数多くの「豆類」を栽培し、食用としてきた。

それは、あらゆる民族で共通する食文化だった。「豆類」抜きで人類の食文化は成り立たない。

しかし……。いつのまにか、豆食文化は衰退していった。

あれだけ多種多様な「豆類」が食卓にのぼっていたのに……。

気付けば「豆類」は、「肉類」にとって替わられてしまった。

その背後には、悪魔的な企みがあった。

その悪魔の先導者がカール・フォン・フォイト（前出）だ。彼の台詞を忘れてはならない。

「植物たんぱくは、〝劣等たんぱく〟だ。摂るのを控えるべきだ」

ここでいう〝劣等たんぱく〟とは、まさに「豆類」のことだった。

つまり、〝近代栄養学の父〟は「豆を食うな！　肉を食え！」と人類に命じたのだ。

しかし、「肉」こそが「史上最凶の発ガン物質だった」（キャンベル博士）。

そして、「豆」こそが「史上最高の抗ガン食品だった」（アメリカ政府）。

豆類は、完全栄養のスーパーフードだ

●ビタミン、ミネラル、植物繊維、抗酸化

「肉」から「豆」へ食生活をシフトするだけで、素晴らしい効果がある。

①豊富なビタミン類：ビタミンＢ1を始め、ビタミンＢ群の供給源となる。ビタミンＢ群は、三大栄養素からのエネルギー産生や、これらのスムーズな分解・合成を促進する。

②多様なミネラル群：ミネラルは体の様々な調節機能を担っている。

豆類は多種多様なミネラルを豊富に含んでいる。日本人に不足がちなマグネシウム、カルシウムも豊か。さらに、鉄、カリウム、亜鉛なども十分に含む。

③植物繊維も多い：豆類は、様々な食品の中でも、もっとも植物繊維が豊かな食品の一つだ。

現代人に不足がちな繊維質の供給源ともなる。

④ポリフェノール：豆類は抗酸化作用があるポリフェノールを多く含む。

活性酸素による生体の酸化こそが万病、老化の元凶。豆食は、酸化原因の病気と老化を防ぐ。

⑤栄養素バランス：「豆」は、栄養バランスにきわめて優れる。エネルギー産生栄養素バランス（ＰＦＣ比率）でも優れた完全栄養食なのだ（日本豆類協会）。

●理想の栄養バランス

ＰＦＣ比率とは、三大栄養素「たんぱく質（Ｐ）」「脂質（Ｆ）」「炭水化物（Ｃ）」の摂取比率をさす。その比率は、たんぱく質：一二〜二〇％、脂質：二〇〜三〇％、炭水化物：五〇〜六〇％が、好ましいバランスとされている。

豆類は、この理想バランスを満たした完全栄養食なのだ。

「……あずき、いんげんまめを始めとする『炭水化物を多く含むグループ』の豆類は、米、麦などと相性のよいアミノ酸組成を持つ植物たんぱく質を豊富に含む」（「日本人の食事摂取基準」）

つまり、豆料理を毎日、食事にとりいれれば、肉や乳製品はまったく不要となる。

それでいて、たんぱく質は豊富に摂取できる。

くわえて、体によくない「動物性脂肪」（飽和脂肪酸）を摂らずにすむ。

日本人は全員「ビタミン」「ミネラル」「繊維」欠乏症！

●豆を食わなくなったツケ

日本人は、すべてビタミンＢ１不足……。この恐ろしい現実には、目を疑う。

あらゆる世代がビタミンＢ１欠乏状態なのだ。

全世代が、推奨量の四分の一から三分の一も不足している（図2-7）。

■「豆を食え！」ビタミンB群もたっぷりだ

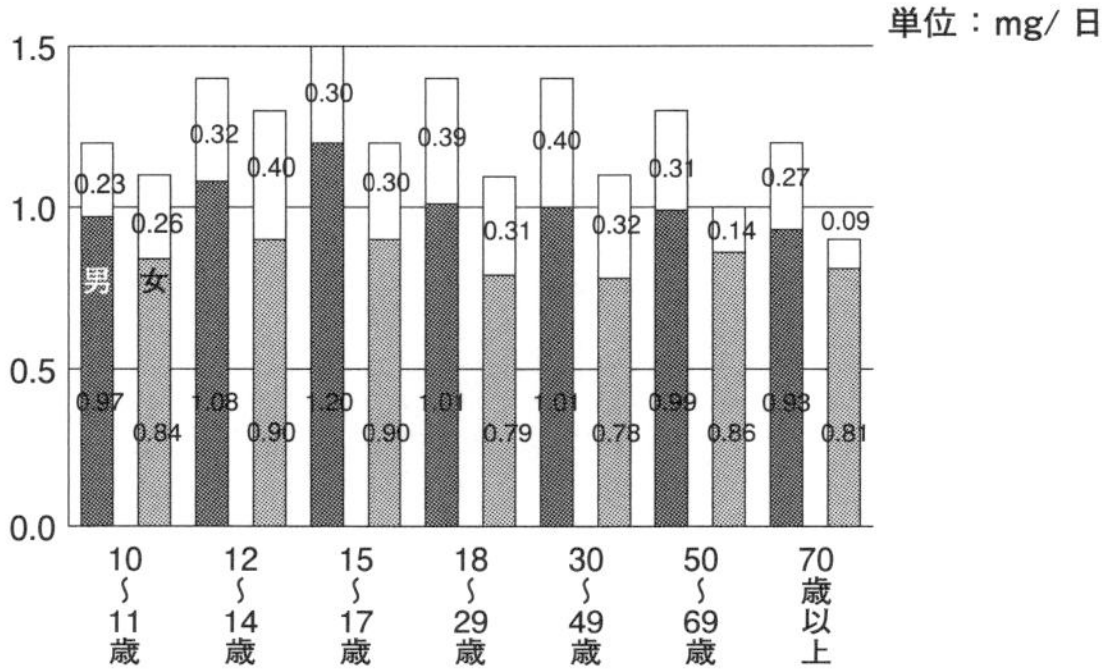

図2-7　ビタミンB1の1人1日当たり摂取量（平均値）と推奨量
出典：「平成24年国民健康・栄養調査」、「日本人の食事摂取基準（2015年版）」
注：1. 男女・年齢階層別に平成24年の1人1日当たり摂取量（平均値）及び推奨量から不足分（グレー部分）を示した。
2. グラフ中の数値は、摂取量（平均値）及び推奨量からの不足分である。

ビタミンB1は、炭水化物をエネルギーに変える重要ビタミンだ。

「……いんげんまめ（ゆで）を七〇グラム使った料理を追加するだけで、豆由来ビタミンB1は〇・一三mgなので、不足分はカバーできる」

「……このように、かつて日本人は、精白米に不足するビタミンB1を豆でおぎなってきたのです」（同前）

豆には、ビタミンB1と同様にエネルギー代謝に欠かせないビタミンB2、B6なども豊富に含まれる。豆はビタミン供給源としても最強なのだ。

●豆を食べればすべて解決！

ちなみに、ビタミンだけでなく日本人は各種ミネラルも欠乏している。

「……ミネラルは、体の機能の維持・調節に不可欠の栄養素。必要量は微量だが、不足すると、さ

■日本人全体がミネラル欠乏症で不健康状態

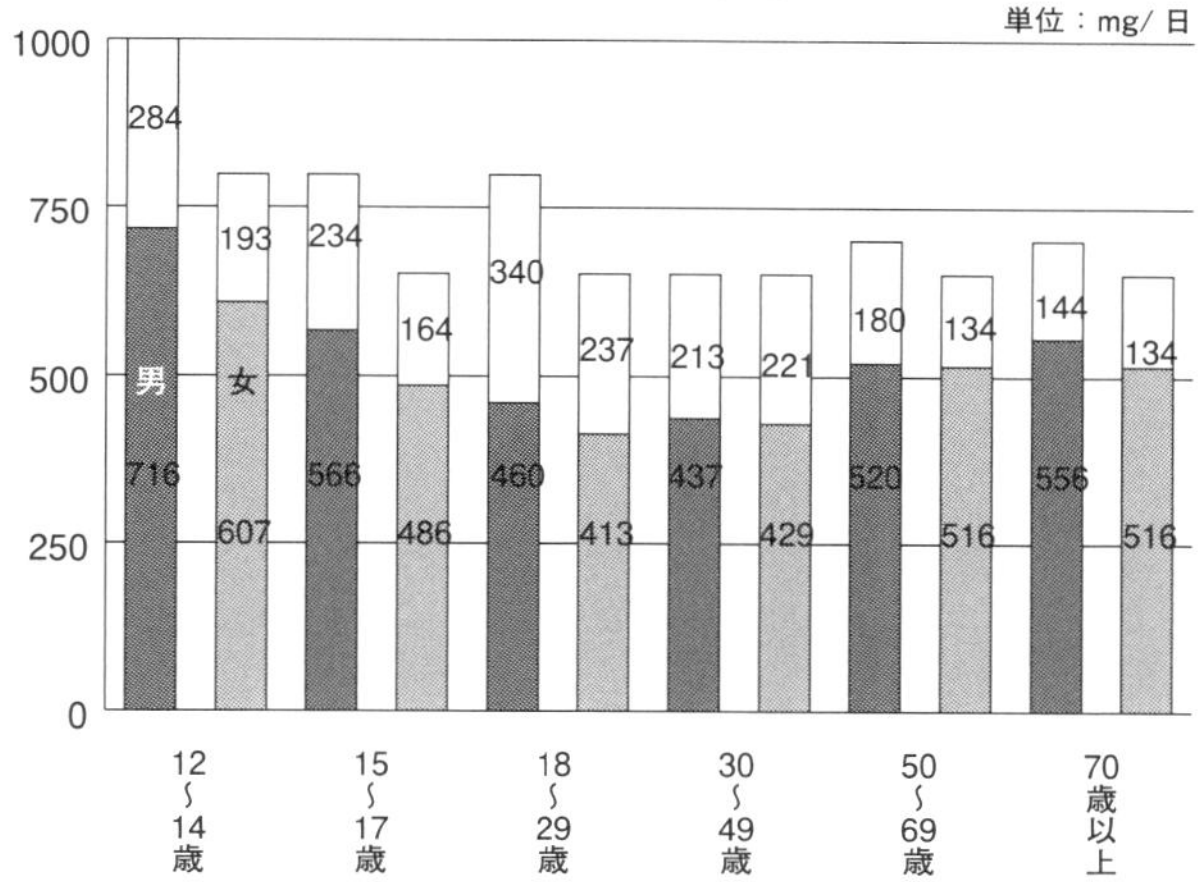

図 2-8　カルシウムの１人１日当たりの摂取量（平均値）と目標量

■肉、魚、卵、牛乳……多く食べる国ほど病人だらけ

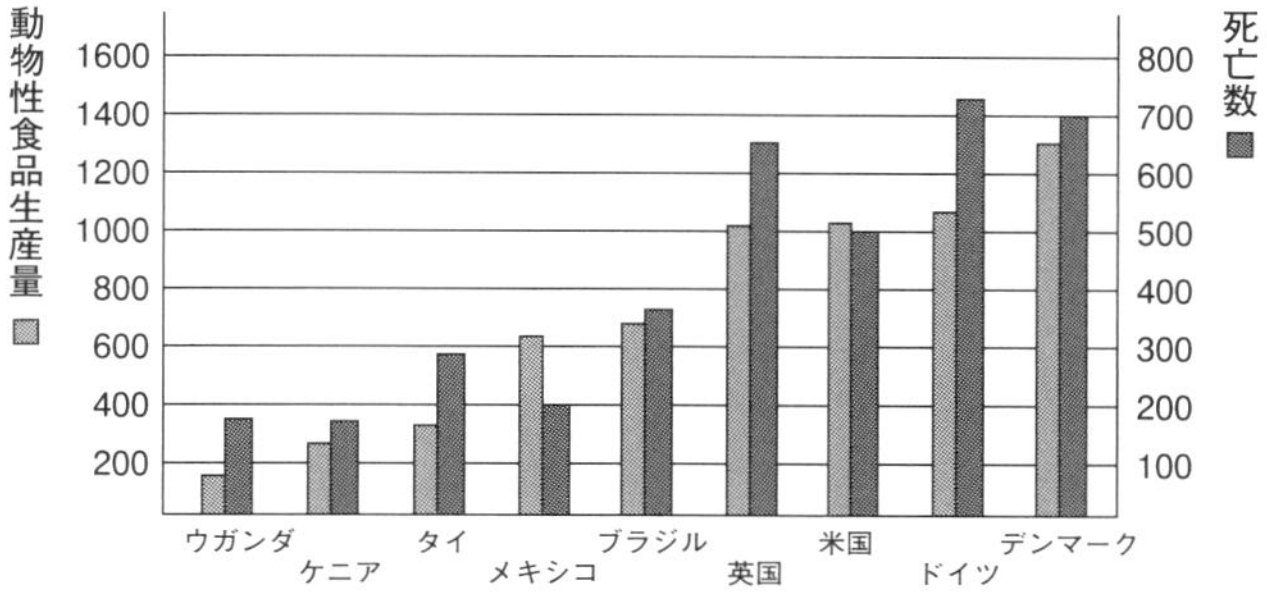

図 2-9　国別の「動物性食品」生産量（左）と「ガン・心臓病」死亡数（右）の比較
出典：『フォークス・オーバー・ナイブズ』

まざまな症状が現れてくる」（同前）

それが、日本人全世代にわたって決定的に不足している。

日本人全体が深刻なミネラル失調症に陥っている。

「……日本人に足りない栄養素の代表的存在が健康な骨や歯を創るために不可欠なカルシウム。豆類や納豆、豆腐などの豆製品も、カルシウムに富む代表的な食品の一つ。カルシウム供給源として重要です」（同前）

カルシウム不足（図2-8）同様に、カリウム、マグネシウム、鉄分さらに繊維まで決定的に不足している。

こうなると、日本民族は全員が深刻な栄養失調状態にある、と断定できる。

その最大原因が、肉、魚、牛乳、卵など動物食への偏りだ。それは先進国すべていえる。それが「ガン」「心臓病」等を多発させている（図2-9）。

それらをいっぺんに解決できるのが、「豆を食べる」ということなのだ。

あまりにかんたんで呆気ないので、拍子抜けする。

第３章　「生姜《しょうが》」と「にんにく」、これぞ食卓〝二刀流〟

――ガンを防ぐ二番手、三番手、おおいに食べよう！

意外！　生姜には万能薬の効能あり

●抗ガン食品の二位、三位

アメリカ政府が認定した「抗ガン食」ピラミッドを見てください（図2―1、49ページ）。

トップの「大豆」に続いて、「生姜」「ニンニク」が続いています。

つまり毎日これら三拍子そろった食事を心がければガンのリスクもふっ飛ぶというわけです。

「生姜」「ニンニク」は、その意味で食卓の〝二刀流〟です。

まずは、生姜の医学的効能を見てみましょう。

ニンニクに比べて、どちらかといえば地味な存在――。

そんな生姜は、俗に「体を温めてくれる」という伝承があります。「風邪を引いたら生姜湯が効く」などは、だれでも聞いたことはあるでしょう。

ところが、それだけではない。生姜は、万能薬といえるほどの薬効を秘めているのです。

●辛味・香り成分に漢方効果

生姜には、いうまでもなく栄養成分、有効成分が豊富に含まれている。

①ビタミン類（ビタミンB1、B2、B6、ビタミンC、ナイアシン、葉酸）

②ミネラル分（カリウム、カルシウム、マグネシウム、リン、鉄、亜鉛、マンガン）

③植物繊維（繊維質が善玉菌を養い、腸内フローラを整える）

これらは他の栄養食材にも共通する成分。

その他に、生姜独自の薬効成分が知られている。

④辛味成分（ギンゲロール、ジンゲロン、ショウガオール）

⑤香り成分（ジンギベレン）

たしかに生姜は、辛味、香りが独特。これら成分が、「身体を温める」「食欲増進」「風邪への効能」「吐き気抑制」……など、生姜の漢方的な効能の源となっている。

これらは石油から合成された化学薬品とは異なり、天然素材による薬理効果です。一種の食事療法なので、副作用の心配はほとんどありません。

発汗解熱、血流改善、ガン防止からアンチ・エイジングまで

●クスリ、サプリに頼らない

よく知られる生姜の薬理効果は――。

①発汗・解熱作用：生姜には身体を温める作用があるいっぽうで、熱を下げる効能もある。つまり、生姜特有成分で血行が促され、発汗します。これが、体内にこもった熱を逃がす効果につながるのです。つまり、いったん温め発汗させて、熱を冷ます。

この効果は、生姜を生食することでよく現れます。

②夏バテ・むくみ：生姜に含まれるカリウムの働きによるもの。発汗、利尿で「むくみ」が解消される。

夏バテなどの強壮にも、生姜は薬効を発揮する。

③喉《のど》の痛み：生姜成分には、抗炎症作用・鎮静作用がある。とくに喉の痛みなどに効く。「生姜アメ」などで体感した人もいるだろう。

喉の痛み解消は、生姜の抗菌作用によるとみられています。

④血圧安定：生姜の薬効には、血圧安定、血行改善、脂血調節という血流に作用する効果が確認

されている。いずれも、現代医療では「降圧剤」「血糖降下剤」「コレステロール低下剤」などが乱用されている。しかし、「医薬品添付文書」をチェックすると、これら薬剤には恐ろしい重大副作用が隠されている。中には命に関わる重篤副作用もある。

そんな危険を冒すくらいなら、色々な料理に生姜〝ちょい足し〟を楽しむほうが、はるかに理にかなっている。

血流改善で細胞に酸素が供給されることで、発ガンが防止される。

ガンは細胞の酸欠で発症するのだ。

●抗酸化作用で老化と万病防止

⑤老化防止：英語で言えばアンチ・エイジング。老化の原因は、身体の酸化だ。

活性酸素で身体組織が酸化して老化する。はやくいえば、身体がサビつく。万病の原因も、このサビつきにより生命力が低下して起こる。

だから、老化を防ぐには酸化を防ぐことだ。

生姜特有成分は、活性酸素を除去する抗酸化作用でも注目されている。

歳をとっても若々しく健康な人は、体内の抗酸化力が人一倍強い人だ。

生姜の抗酸化成分は、若さをサポートしてくれる。

ほんの一片の「生姜」で十分効果を発揮する。その意味で、「健康ドリンク」「強壮飲料」などばかばかしい。

⑥口臭予防：生姜には、「口臭」「歯周病」の予防効果も注目されている。生姜特有成分が、唾液の中にある酵素を活性化させ、臭いの元を分解する。食事の薬味に生姜を加えることで、これら効果も期待できる。

もはや「食材」というより「薬材」

●料理に少し足せばＯＫ

——その他、立証された生姜の薬理効果は多い。料理に足すだけでこの効果！

①消化吸収を促進：生姜が料理の薬味で活躍する理由。

②食欲を増進する：胃腸の働きを活性化し食欲を増進。

③下痢・便秘に効く：胃腸を整える働きでお通じ改善。

④食中毒を防ぐ：寿司のガリは殺菌力を活用している。

⑤抗ウィルス作用：感染症防止で魚や肉料理に用いる。

⑥吐き気を抑制：妊娠中のつわりや乗り物酔いに効果。

⑦生活習慣病：血圧、血糖、コレステロールを下げる。

⑧アレルギー抑制：花粉症など、過敏反応に効能あり。
⑨痛み・炎症に効果：腰痛や膝痛、リウマチにも効く。
⑩免疫力向上：風邪や、感染症に、かかりにくくなる。
⑪うつ・不眠：「気」の流れをよくして、精神を安定。
⑫ガン治療：ガンをアポトーシス（細胞自殺）に誘導。

漢方薬の七割に生薬として配合されている

●冷え性なら粉末の生姜湯

――こうなると、もはや食材というより薬剤。生姜は万能薬というのもうなずける。

五〇〇〇年の歴史があるといわれる漢方では、古くから生姜の薬効は注目されていた。

漢方薬には、医療保険が適用されるものが約一五〇種ある。

そのうち、なんと七割に生薬として生姜が配合されている。

生姜の薬効成分の一つが、〝ギンゲロール〟だ。

この物質は、加熱したり乾燥すると〝ショウガオール〟という物質に変化する。

この成分には、身体を温める効果があるという。

だから、冷え性の人などは、粉末生姜を「生姜湯」などに溶いて飲めば、身体を温めることができる。同じように、生姜を紅茶に入れたり、鍋に薬味で用いると、その加熱効果で、さらに身体を温める効果を増す。

●副作用のない〝ハーブ〟

米食品医薬品局（ＦＤＡ）いわく「ジンジャー（生姜）は副作用のない〝ハーブ〟である」。

ということは、たくさん食べても問題はない。安心して活用できる。

「……生姜は代謝を上げるので、食べるとお風呂に入ったときのように汗が出たり脈が速くなったりすることもありますが、時間とともに元に戻るので心配ありません」（「AUX Magazine【医師監修】生姜の驚くべき健康効果とは？」）

専門家は、次のようにアドバイスする。

「……一日に摂ってほしい生姜の量は二〇グラムです。これはだいたい親指二本分ぐらいの大きさ。粉末生姜であれば重さは一〇分の一になるので、一日たったの二グラム（一円玉二枚分）摂ればＯＫです。もちろん、好きな人はたくさん食べてくださいね。

生姜の効能は三時間から四時間くらいしか持続しないので、料理や飲み物などに入れてこまめに摂取するのがおすすめです」（同）

一日二〇グラム、〝ちょい足し〟でガンも防げる

●家族で全員「生姜」〝ちょい足し〟

親指二本くらいならほんの少し、毎日とることができます。そこで、プロがすすめるのが、生姜の〝ちょい足し〟。ふだんの飲み物や料理に〝ちょい足し〟すると、〝味変〟も楽しめます。

その第一のターゲット紅茶は、「生姜紅茶」で有名。身体を温めるので愛飲している人も多い。

また、生姜は、和の食材である味噌汁、納豆、冷ややっこ、鍋物などにもよく合う。

意外なのがスイーツ。甘い物に生姜……！

しかし、ジンジャーエールも清涼飲料水に生姜を用いたもの。甘さと生姜風味の融合は、絶妙といえる。ヨーグルトや甘酒などにも〝ちょい足し〟で変化を楽しめそう。

さて――。主食のごはんに生姜は合うか？

これは寿司にガリが合うことを考えれば、心配なし。

お米に刻んだ生姜を入れていっしょに炊き上げる。すると「生姜炊きこみご飯」のできあがり。お好みで出汁をかければ、生姜雑炊となる。

とはいえ、生姜はやはり、おろし金で擦りおろしが一番。風味も香りもたちます。

だけど、めんどうなら市販チューブ入りもＯＫ。要は、どんなメニューでも〝ちょい足し〟す

ればいいのです。

なにしろアメリカ政府も認める抗ガン食材ナンバー2。ガンを防ぐパワーはまちがいなし。

家族全員、〝ちょい足し〟をクセにしよう！

「ニンニク」こそ生命活性のスタミナ源だ

●天然〝抗ガン食品〟のすすめ

ニンニクには、スタミナアップ、強壮食品というイメージがある。

反射的に「疲労回復」を思い浮かべる。それほど、効能はトップクラスだ。

しかし、今後はここに「ガン予防」を付け加えるべきだ。なにしろ、アメリカ政府公認の抗ガン食ランクで、第三位に君臨している。まさに、天然〝抗ガン食品〟なのだ。

大豆、生姜とともに、毎日食べることをおすすめする。その抗がん作用は、心強い。

ニンニクは、中央アジア原産のユリ科の多年草という。その肥大化した地下茎こそニンニクそのもの。つまり、ユリ根の一種なのだ。

国内では、青森県でもっとも多く生産されている。旬は五～六月頃である。

ニンニクの起源を辿ると、古代エジプトにまでさかのぼる。

伝承では、ピラミッド建設の労働者たちは、ニンニクを常食していたという。

■ “ドロドロ血”と“サラサラ血”健康状態は一発で判る

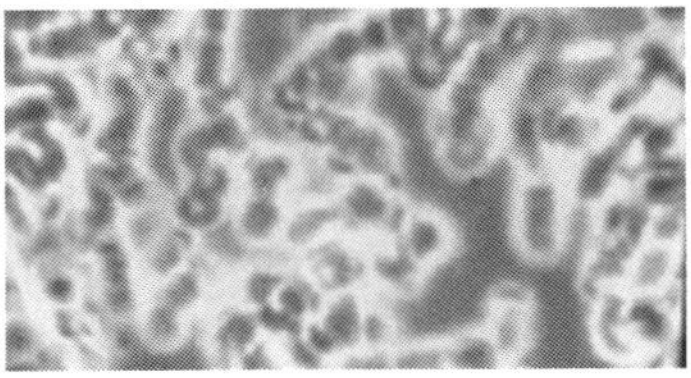

写真 3-1

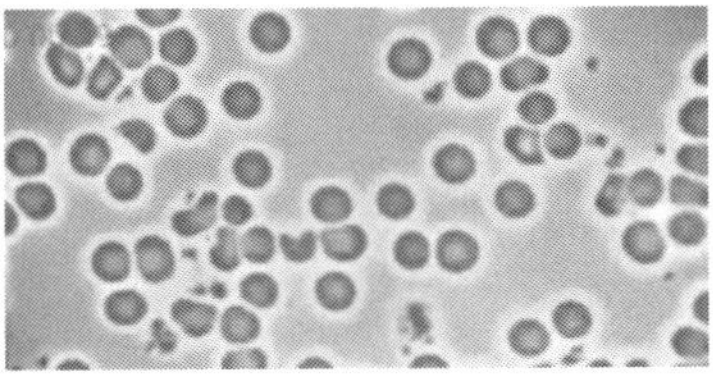

写真 3-2

かれらが過酷なピラミッド建設の苦役に耐えたのは、まさにニンニクのおかげだった。

●ピラミッド建設が証明「疲労回復」

古代ピラミッド建設現場で〝実証〟されていたニンニクの疲労回復効果。

ニンニクのスタミナパワーの源泉は、あの独特の香り成分にある。その名は〝アリシン〟。この成分は、体内でビタミンＢ１と結合すると疲労回復効果を発揮する。

「……にんにくにはアリシン、ビタミンＢ１どちらも含まれているため疲労回復に効果的な食材です。さらに、アリシンには抗酸化作用があり、血栓を予防して血液をサラサラに保つ効果も期待できます」（「まごころケア食」）

もうひとつ。ニンニクに含まれる成分〝硫化アリル〟にも、血液サラサラ効果があるという。

「サラサラ血液」は最近の健康ブームでキーワードだ。

これと対極にあるのが「ドロドロ血液」。顕微鏡写真を見ると「ドロドロ血液」は赤血球同士が数珠つながりになっている（写真3-1）。

それに対して、「サラサラ血液」は、赤血球がばらけている（写真3-2）。

この二つの違いは、大変重要だ。

「ドロドロ血」は、赤血球同士がくっついてしまっている。これを医学用語で「連銭結合（ルロー）」と呼ぶ。穴の開いた銭を紐で繋げていったように見えることから、名付けられた。

なぜ赤血球同士が、お互いくっついてしまっているのか？

それは、血液のｐＨが関係している。健康な血液は弱アルカリ性だ。不健康な血液は酸性に偏っている。すると、電気的に赤血球同士がくっついてしまうのだ。

「ドロドロ血」で万病に、「サラサラ血」で健康に

●狭い毛細血管を通れない

いまや、「ドロドロ血」は万病の原因――というのが、医学界の常識だ。

なぜなら、それは全身的な血行不良をひきおこすからだ。

赤血球の直径は約一〇ミクロン。それに対し、人間の血管全体の八五％を占める毛細血管は五～二〇ミクロン。

ここで、だれもが不思議に思う。直径一〇ミクロンの赤血球が、五ミクロンの毛細血管を通れ

るのか？

通れるのである。赤血球は、真ん中がくぼんだ円盤状だ。五ミクロンの狭い血管を通り抜けるとき、自らの体を半分に折り畳んで狭い毛細血管を通過する。

これは、赤血球がバラけているときなら可能だ。しかし、「連銭結合」状態の赤血球なら、そうはいかない。自らを折り畳む芸当などできるわけがない。ということは、「連銭」状の赤血球が直径一〇ミクロン以下の毛細血管を通り抜けることは、絶対にできない。

●酸欠細胞は一〇〇％ガン化

ここからが悲劇の始まりだ。ドイツの生理学者オットー・ワールブルク博士は、「細胞を酸欠状態にすると一〇〇％ガン化する」ことを発見。これでノーベル賞を受賞している。

それまで、細胞がガン化する原因は発ガン物質だと考えられていた。

しかし、発ガン物質がなくても細胞はガン化する。それも一〇〇％の確率で……。

その原因が酸素欠乏だった。これは、恐ろしい結論を導き出す。

疲労やストレスなどで体液ｐＨは酸性に傾く（アシドーシス）。

すると、赤血球は電気的に互いに紐状にくっついてしまう（連銭結合：ルロー）。

こうなると赤血球は、自らを折り畳めない。だから一〇ミクロン未満の極細毛細血管に赤血球は通れない。すると、その先の組織の体細胞は、栄養と酸素の欠乏状態となる。

組織がたどる運命は三つだ。①細胞死（アポトーシス）、②壊死（腐って分解される）、③ガン化。これは、ガン細胞は酸素がなくても生き延びるからだ。

①②は、臓器不全で万病の引き金となる。最後は患者を死なせる恐れがある。

③はガンを増殖させる。

これほどまでに「ドロドロ血」は恐ろしい。

ニンニクの血液サラサラ効果は、まさにの健康効果を証明するものだ。

「ニンニク」のガン予防効果をトップにあげよ

●万能薬といってよい薬効

ニンニクの効能成分を見てみよう。やはり、万能薬といってよい薬効がズラリ。

▼硫化アリル（アリシン）

「血液サラサラ」効果の主役。生ニンニクには無臭の〝アリイン〟として存在している。ニンニクを切ったりすりつぶすと、もともとニンニクに含まれる酵素〝アリイナーゼ〟と化学反応して〝アリシン〟に変化する。

①抗酸化作用：活性酸素で体液が酸性化するのを防ぎ、その結果サラサラに。

②血栓予防：血液をサラサラにして、血液凝固を防ぎ、血栓形成を防止する。
③脂血低下：血中コレステロール値を低下させ動脈硬化、心臓病を防止する。
④疲労回復：ビタミンB1と結合〝アリチアミン〟に変化し疲労回復を持続。

▼ビタミンB6
①生体構成：たんぱく質を分解してエネルギーに変え、筋肉・血管をつくる。
②成長促進：アミノ酸で、皮膚、粘膜、毛髪などをつくり、成長を促進する。
③神経伝達：神経ニューロンを繋ぐ神経伝達物質を合成し神経系を活性する。

▼カリウム
①むくみ解消：水分バランスを保ちナトリウムを排出して血圧を安定化する。
②利尿作用：体内に溜まった水分を速やかに排泄し、腎臓の負担を軽減する。

「黒ニンニク」は細胞修復力が「白ニンニク」の一三倍！

●掛け算で相乗効果を！

ニンニクの調理には、コツがあります。専門家のアドバイスは、以下のとおり。
▼有効成分アリシンは空気に触れさせると多く発生するため、細かく刻むほどよい。
▼揮発性があるので、時間がたつほど健康効果もなくなる。すぐに調理に移ること。

▼油で調理すると空気に触れず分解されにくい。効率的に、アリシンを摂取できる。
▼ビタミンB1豊富だが玄米、大豆、ナッツなどとの相乗効果でパワーアップする。
▼刺激が強いので食べ過ぎると胃をいためることも。一日に一、二片くらいが適量。
たとえば、パスタのペペロンチーノなどは、オリーブとニンニク、赤胡椒の相乗効果を生かしたベストの料理。ニンニクの薬効を掛け算で生かす工夫をしてみよう。

●だから抗ガン作用も強い

変わり種《だね》ニンニクもある。それが「黒ニンニク」。

「ガンに効く……」といわれますが、さて、その効能は……？

黒ニンニクは、普通の白いニンニクを三〜四週間熟成させて作られます。

適切に管理された「高温」「高湿」環境で熟成させるため、それだけコスト、手間がかかっています。ニンニクを原料としたいわゆる健康食品として販売されています。

完成するとニンニク独特の香りはせず、ドライフルーツのような甘みの食感です。

食べやすくなるだけではありません。

熟成過程で、ビタミン類、アミノ酸が増強され、別名〝天然のサプリメント〟とよばれるほど栄養分が増強されています。

とくに、抗酸化作用と抗ガン作用がある〝S-アリルシステイン〟が増大。

それは、白ニンニクの数倍から数十倍にも増強されているのです。

さらに、抗酸化作用のあるポリフェノールとも相乗効果を発揮。抗酸化作用は、ガン発生を抑制します。

これらにより、黒ニンニクは白ニンニクの数倍から数十倍の抗ガン作用が期待できます。

さらに〝S-アリルシステイン〟自体も、免疫細胞のナチュラルキラー細胞を活性化させることが判っています。

「……ガンが進行した患者に黒ニンニクを与え続けることで、ガン細胞が減少し、免疫力が高まった」「黒ニンニクは、白ニンニクよりも傷ついた細胞を修復させる力が一三倍にもなり、ガン予防にも高い効果が期待できます」（「岡崎屋のお役立ち情報」）

――以上。ニンニクは万能の健康効果を発揮します。

様々な効能・薬効の中でも、ガン予防は最大級のメリットといえるでしょう。

第４章　「ゴマ」「きなこ」何でもかんでも、かけまくれ
──二つのスーパー食材の掛け算の威力は、ものすごいぞ

医聖ヒポクラテスも絶賛！　ゴマの持つ驚異の薬効

●古代エジプト文献にも登場

「ゴマ」は、隠れたスーパーフードです。

「マ・ゴ・ワ・ヤ・サ・シ・イ」という言葉を、聞いたことはあるでしょう。

これは、現代人が健康な人生を送るための〝呪文〟です。

はやくいえば、──食べるべき食材──の頭文字を並べたものです。

……マ（豆）、ゴ（ゴマ）、ワ（ワカメ：海藻類）、ヤ（野菜）、サ（魚）、シ（シイタケ：キノコ類）、イ（芋）……

二番目にゴマが来ていることに注目……！

現代人の食生活に、ゴマは絶対に欠かせない栄養食なのです。

ゴマには不思議な医薬効能がある。

原産地は中央アフリカで、六〇〇〇年も昔から栽培されてきた。気の遠くなる話だ。

その効能は、はるか昔から知られていた。記録は、なんと古代エジプトにまでさかのぼる。

遺跡から出土した世界最古の文献にも、すでに「ゴマの効用」が書かれているのです。

医の始祖ヒポクラテスも、「ゴマは活力を生み出す優れた食品である」と明記しています。

●中国『神農本草経』も称賛

中国で紀元前三世紀に編纂された本草学の起源といわれる『神農本草経』にも、ゴマの効能が特筆されている。「それは上品であり、その味は甘く、気は平である。主として、内臓の機能が傷ついている病気や、弱り衰えた病気を治すことができる」（同書）

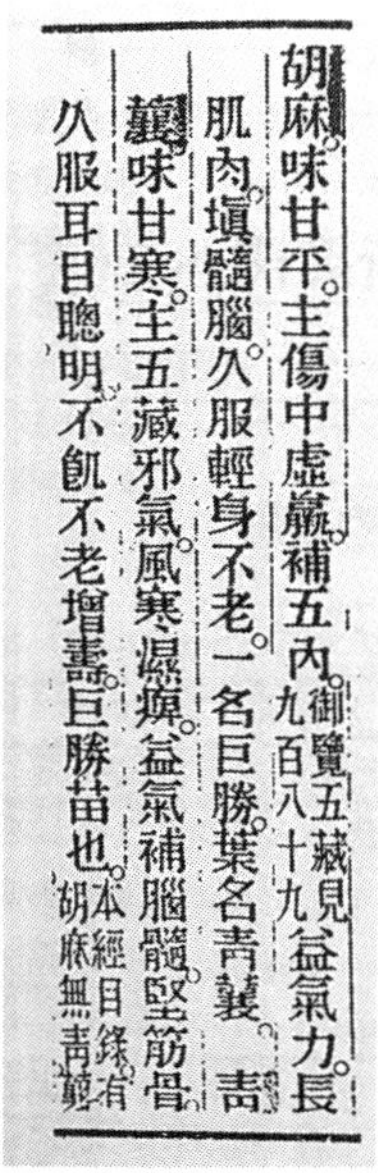
胡麻。味甘平。主傷中虚羸。補五內。御覽五藏九百八十九見益氣力。長肌肉。塡髓腦。久服輕身不老。一名巨勝。葉名靑蘘。靑
靑蘘。味甘寒。主五藏邪氣。風寒濕痹。益氣補腦髓。堅筋骨。久服耳目聰明。不飢不老增壽。巨勝苗也。本經目錄有胡麻無靑蘘

写真 4-1

中国最古の医学書が、すでにゴマの薬効を特筆しているのです（写真4－1）。

「……ゴマは、五内と呼ばれる肝・心・脾・肺・腎の五臓の機能を補い、元気や体力を励まし、肌の肉づきを成長させ、骨の髄液や、脳を充たしうめる作用がある。これを久しく服用すれば、だんだんと身が軽くなり、歳をとっても老いないようになる」（同）

古代エジプト、ギリシャ、さらに中国でも、「ゴマ」の奇跡の効能が絶賛、特筆されているのです。

●五〇日でも全く酸化しない

日本でも、ある学会が発足した。

それが、「日本ゴマ科学会」である。

有志の学者たちが、「ゴマ」の不思議な効能解明に挑んだ。

手元に『ゴマ――その科学と機能性』（丸善プラネット）という研究書がある。

同学会の並木満夫氏が、研究成果を編纂したものだ。

「……ゴマがなぜ老化抑制効果があるのかを解明する手がかりとして、著者らがまず着目したのは、『ゴマ油が非常に酸化安定性がよい』という点である」（並木氏）

まさに、そのとおり。ゴマ油は長期保存しても酸敗しない。テンプラなど揚げ物に長く使っても劣化しない。それは昔から経験的に、料理人の間でもよく知られていた。

「……とくに、ゴマ焙煎油は、六〇℃に開放で置いても、数十日間酸化されないほど非常に抗酸化性が強い」（同書）

■ゴマ油は50日でも全く酸化しないパワーオイルだ

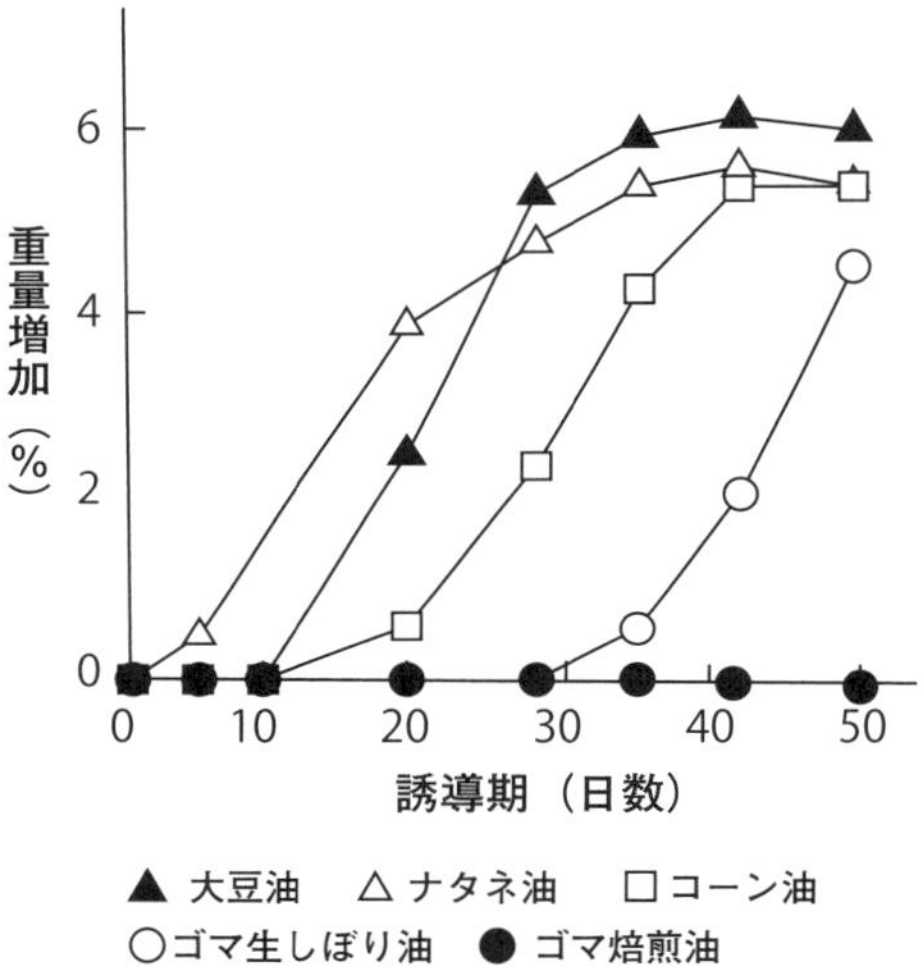

図4-2　市販食用油の貯蔵中の劣化（60℃）

それを証明するのが比較グラフだ（図4-2）。

ナタネ油（△）、大豆油（▲）、コーン油（□）と比べてもゴマ焙煎油（●）は、五〇日たっても、まったく酸化しない。

まさに、驚異の抗酸化力だ。

コレステロール低下剤、絶対飲むな！　ゴマを食え

●高脂血剤、化けの皮

研究者たちは、「ゴマ」成分の〝セサミノール〟に着目した。

「……ゴマ油の生成過程で二次的に生成することが明らかとなった」「酸化安定性は、セサミノールの存在によることで説明できる」（並木氏）

研究者たちがめざしたのは、ゴマのもつ

■コレステロール低下剤よりゴマを食べよう！
（高価で危険な薬よりはるかに有効）

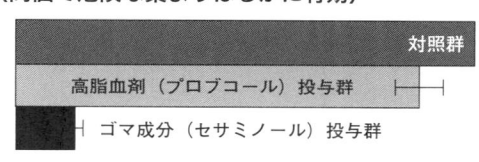

図 4-3　血清中の過酸化脂質（MDA）の量

老化予防などの薬効メカニズムの解明である。数千年前の中国古典医書にすら老化抑制効果が明記されているのだ。

「……ゴマは古くから動脈硬化や高血圧を始めとする老化予防などの薬効を持つすぐれた伝統食品として知られているが、ゴマに含まれているどのような成分がこれらのの薬効に関与しているのか？」（並木氏）

そこで着目した成分が〝セサミノール〟だ。

この成分が、悪玉コレステロール（ＬＤＬ）をどれだけ減らせるか？

実験結果（図４-３）に、研究者たちは驚いた。

「……ＬＤＬ（過酸化脂質）を、ＴＢＡ反応物質を測定比較したところ、セサミノールは、高脂血症の治療薬として市販されているプロブコール、トコフェロールよりも、はるかに強い抑制効果を表すという興味深い結果を得た」（並木氏）

ゴマを食べると老化は六割も遅くなる！

●老化指標が激減

さらに、ゴマ成分は老化を六割も抑制することが証明された（図４-

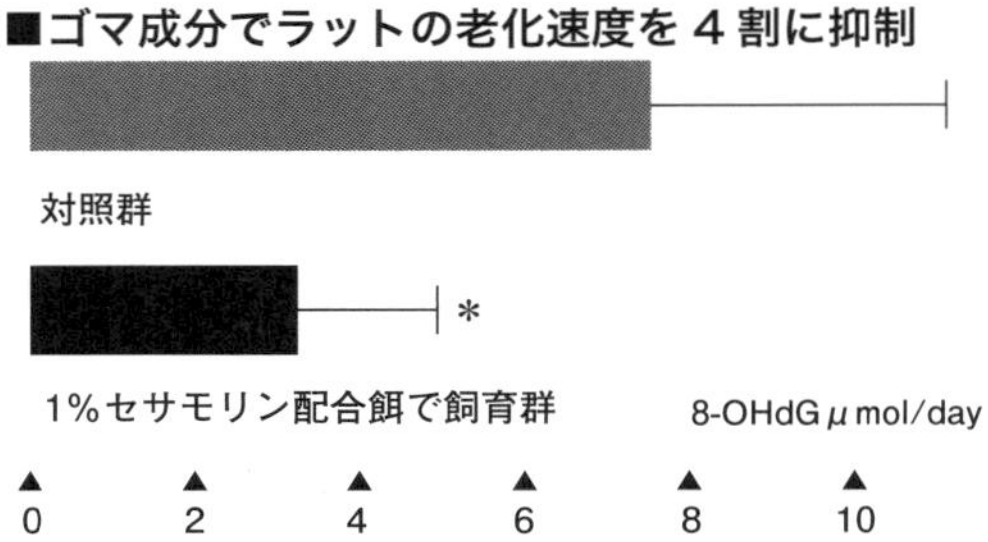

図 4-4

4）。

実験に用いた成分は〝セサモリン〟。

観察したのは、老年病マーカー（指標）としてDNA酸化障害で生じる物質（8-OHdG）に着目。グラフ横軸は「DNA損害量」を示しており、「この比が大きい動物の最大寿命は短いことが報告されている」「尿中の（8-OHdG）量は、老年病の重要なマーカーとなりうる」（並木氏）

だから、老化マーカー値が減れば、それだけ「老化は抑制された」ことを意味する。

その結果は――。なんと「ゴマ」成分〝セサモリン〟を投与した群は、六割も老化マーカーを減少させている。

つまり、ゴマ成分がラットの老化を六割も〝防いだ〟のだ。

●マウス老化を見事に抑制

マウスの一生を観察する実験でも、「ゴマ」の老化防止効果が証明されている（図4-5）。

グラフ左は、「体毛状態」で老化観察。

■すりゴマぶっかけ！　老化を防ぐゾ！

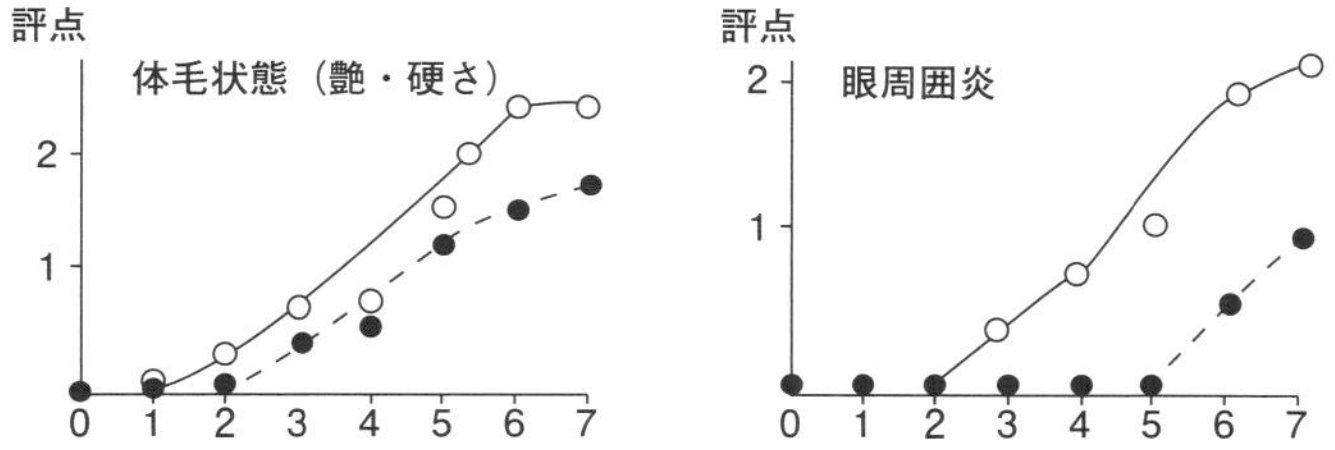

図 4-5　老化促進モデルマウス (SAM) の促進老化に及ぼすゴマ長期間投与による老化抑制効果

グラフ右は「目周囲炎」で老化を比較している。いずれも対照群（○）に比較してゴマ投与群（●）は、老化程度が低いことが判る。

とくに「目周囲炎」発症は、ゴマ投与群は五か月まで発症ゼロ。ゴマを与えると、老化現象が決定的に抑制されるのである。

これら実験は、日頃の食生活がいかに老化に影響しているかを教えてくれます。わたしは、いつのまにか七四歳になりましたが、髪は黒々つやつや、白髪はほとんど出てきません。

それも、〝ゴマがけ〟習慣のおかげかもしれません。

わたしは、「すりゴマ」は割り切って、一〇〇円ショップで調達しています。ゴマのほとんどはアフリカからの輸入品です。

そして、食事のときにはすりゴマを「これでもか！」というくらいに振りかける。ご飯粒が見えなくなるほど、ぶっかける。ソバなど食べるときも「すりゴマ」攻撃で、雪のようにかける。

あなたも今日から「すりゴマぶっかけメシ」、いかがですか？

■止めろコレステロール低下剤！　ゴマを食べよう！

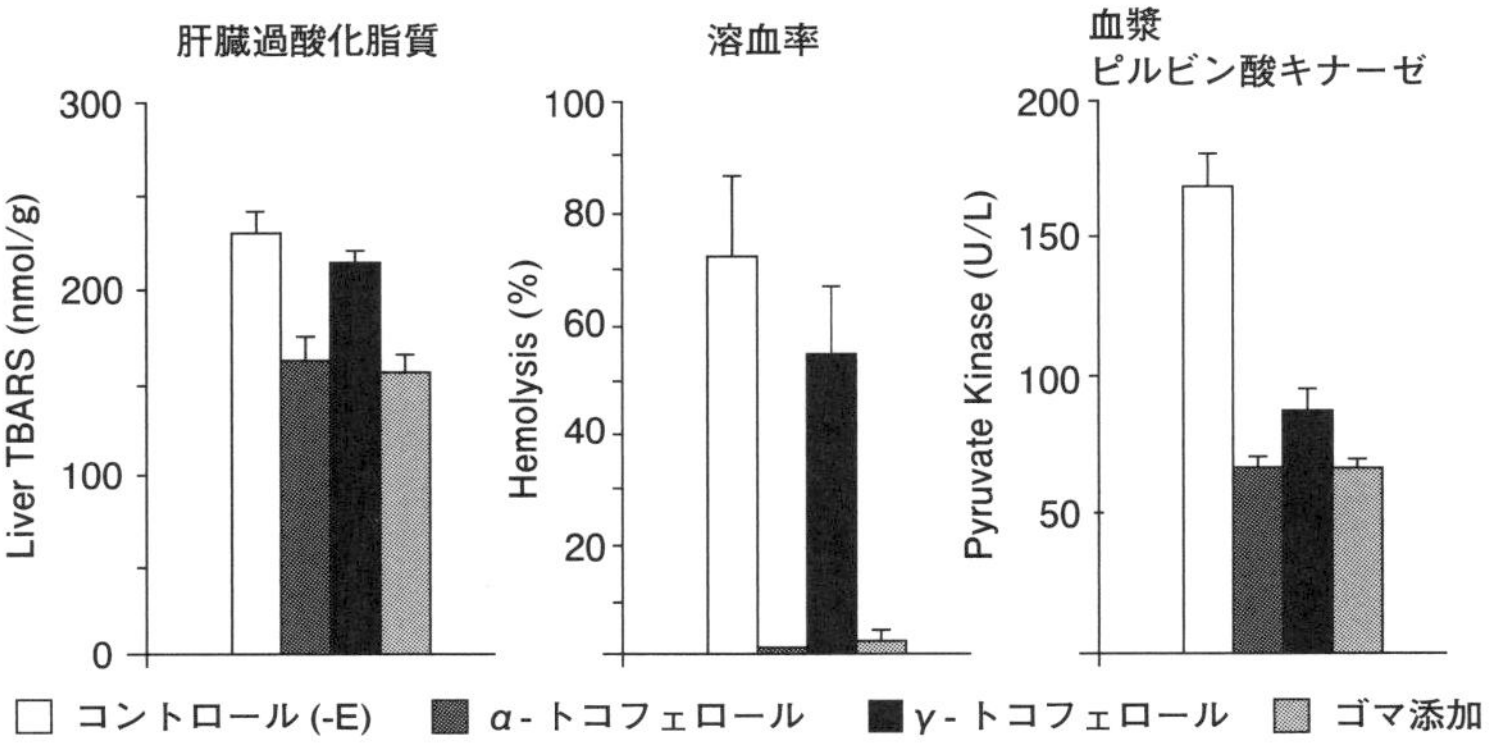

図 4-6　ラットを用いたゴマのビタミン E 活性（過酸化脂質、溶血率、血漿ピルビン酸キナーゼ活性で比較）

●病院に行くよりゴマ食べよう

中高年になって病院に行くと、まってましたと血液検査される。

そして、医者の言う台詞《せりふ》は決まっている。

「コレステロール値が高めですね」

さらに付け足す。「動脈硬化もみられます」「心筋梗塞や脳梗塞の恐れがありますよ」

こう脅してから、やさしく言う。

「コレステロール低下剤を処方しておきましょう。これで安心ですよ」

しかし、図4―3（89ページ）をごらんなさい。

医者が処方する抗脂血剤はゴマに惨敗しています。ゴマを食べれば悪玉菌コレステロール（LDL）も正常値になる。やはり、ゴマの凄い薬効です。

やはり、コレステロール低下剤がゴマに完敗した例を紹介します（図4―6）。

「過酸化脂質」（左）、「溶血率」（中）、「血漿異常」

■見よ！セサミンの劇的なコレステロール低下能力

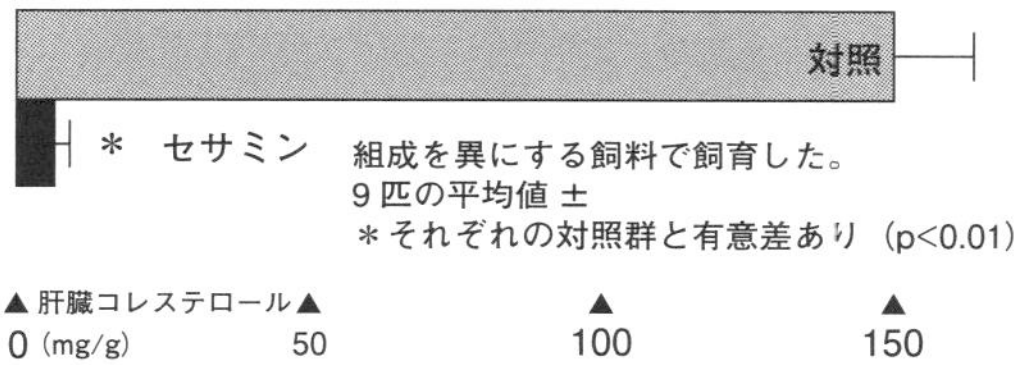

図 4-7　ハムスターの肝臓コレステロール濃度に及ぼすセサミンの影響

(右)、いずれも「ゴマ」投与群が、もっとも異常を抑制しています。

それにしても、ゴマのコレステロール抑制効果はすごい（図4−7）。

これでは、「コレステロール低下剤」メーカーは倒産ですね。

ここで「ゴマ成分、〝セサミン〟は凄い！」とS社のサプリを買うのもばかばかしい。

一〇〇円ショップで「すりゴマ」を買えば済む話です。

ごはんにたっぷり振りかけましょう。美味しいですよ。

「コレステロール低下剤」も「降圧剤」も要らない

●ゴマ食で血圧も下がる

医者に行くと「血圧が高めですね」と、またも脅されます。

そして、おきまりの台詞。「降圧剤を処方しておきましょう」

この「降圧剤」がクセモノ。かつて高血圧は、一八〇㎜Hg以上でした。それが、一時は一三〇㎜Hgまで下げられた。

なぜか？　目的は、病院による〝患者狩り〟です。

バーを下げれば、いくらでも〝患者〟を大量生産できる。

■スリゴマぶっかけ飯で血圧は下がる

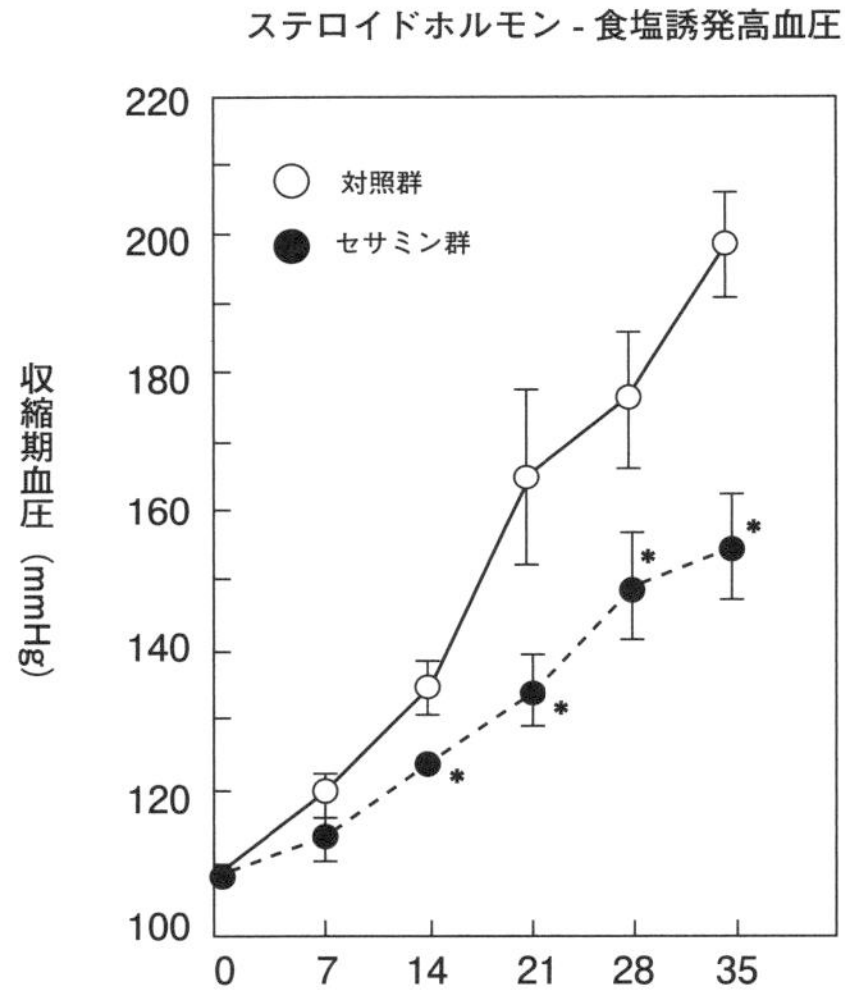

図 4-8

しかし、クスリは原則〝毒〟であり、降圧剤も〝毒〟です。

〝毒〟作用で血圧を下げる。その副作用が恐ろしい。しかし、医者はぜったいそんな重大副作用について、教えてはくれない。

高血圧が気になるなら、すりゴマぶっかけご飯を食べなさい。

それで、いやでも血圧は下がり、正常に近付きます。

図4−8は、「ゴマ」食が血圧を下げることの証明です。

●ゴマは悪酔いも防ぐぞ

図4−9は、酒飲みには朗報でしょう。

酒好きを悩ませるのは二日酔い。飲み過ぎなきゃいいのに、わかっちゃいるけどやめられない。

しかし、そんな気分の悪い宿酔いを、ゴマが解決してくれそうです。

ゴマ成分〝セサミノール〟を投与したグループは、対照群に比べ、三時間でアルコールが半分

■お酒のあてにゴマ和えを一皿加えよう！

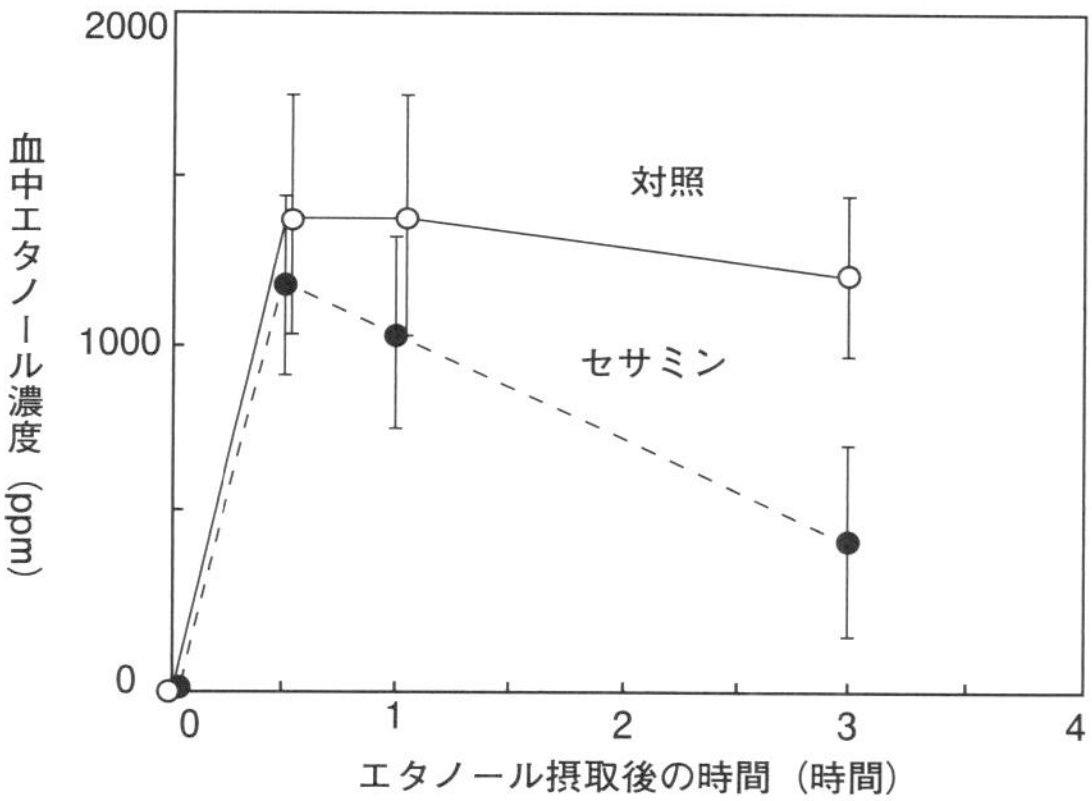

図 4-9　経口投与したエタノールのラット血中濃度の経時変化

以下に抜けています。

つまり、酒の肴にゴマ和えなどを食べれば、悪酔いしなくてすむ……ということですね。

ゴマ和えがなければ、すりゴマを肴にふりかけ補給すればヨロシイ。

とにかく、これで酒の悪酔いは完全に防げそうです。飲み友達にも教えてあげてください。

「ゴマ」には物凄い抗ガン作用があった

●皮膚ガンを六〇％抑制

ゴマのガンを防ぐ力はものすごい。

もしかしたら、大豆、生姜、ニンニクの御三家より、こちらのほうがパワーは強いかもしれない。

それは具体的に動物実験で証明されている。

それはマウスによる発ガン抑制実験です。

「皮膚ガンの初期状態の発生に対する抑制効果を調

■ゴマ成分にはガンを60%も防ぐ薬効があった

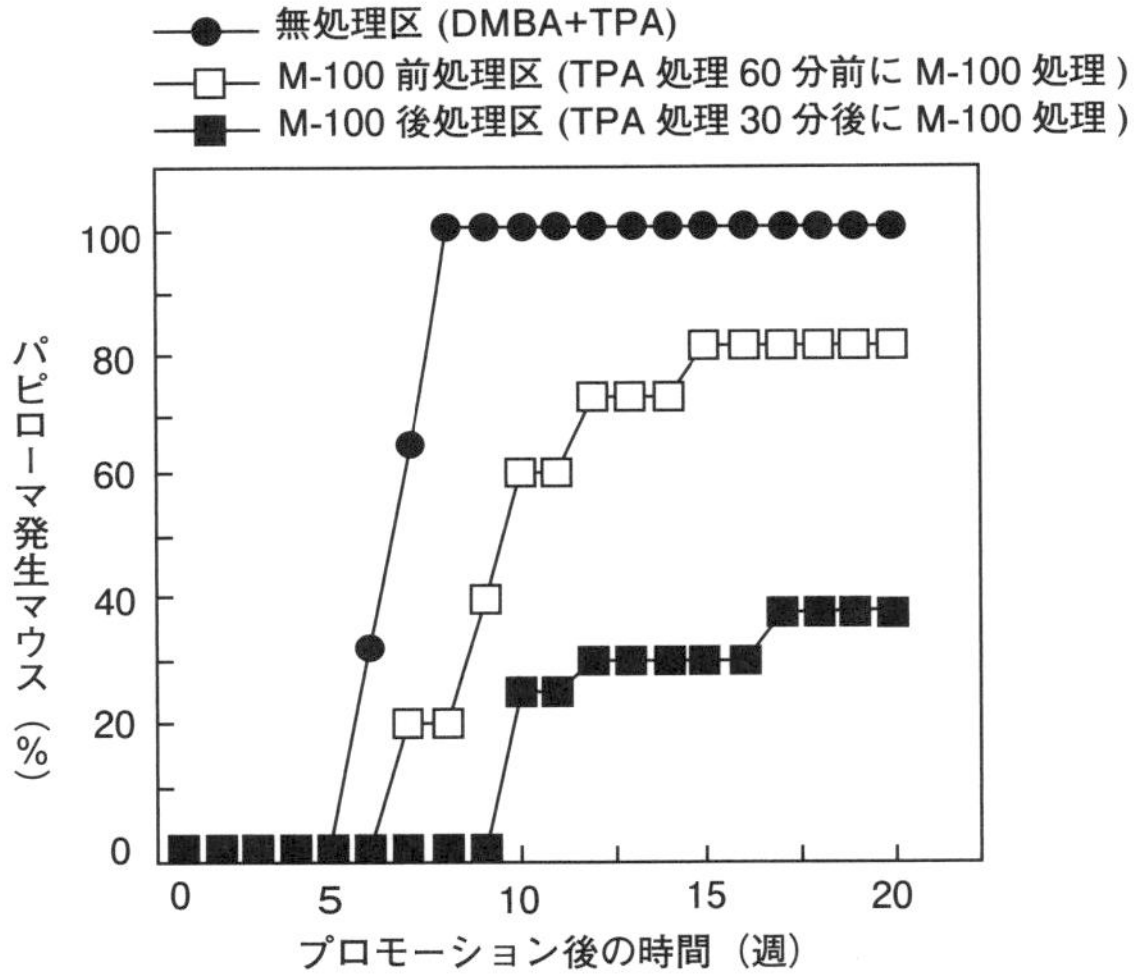

図 4-10

べ、その結果を示した」（並木氏）

まず強い発ガン物質をマウスの皮膚に塗布する（パピローマ：皮膚ガン）。

実験に用いたのは黒ゴマ培養細胞の抽出サンプル。この試験では、発ガン物質を塗布しただけの「無処理区（●）」は一〇〇％発ガンした。

それに比較して、発ガン物質塗布の六〇分前に黒ゴマサンプルを塗布した「前処理区（□）」は、最初は皮膚ガン発生を二〇％まで抑制し、その後、皮膚ガンはゆっくり増加し八〇％台で横ばいになっている。

発ガン物質塗布の三〇分後に黒ゴマを塗布した「後処理区（■）」は、さらに劇的にガンを減らしている。

皮膚ガン発症は四〇％台まで抑制された。

つまり、「マウスの皮膚に強い発ガン物

■ゴマを食べれば乳ガンを３分の２に減らせる！

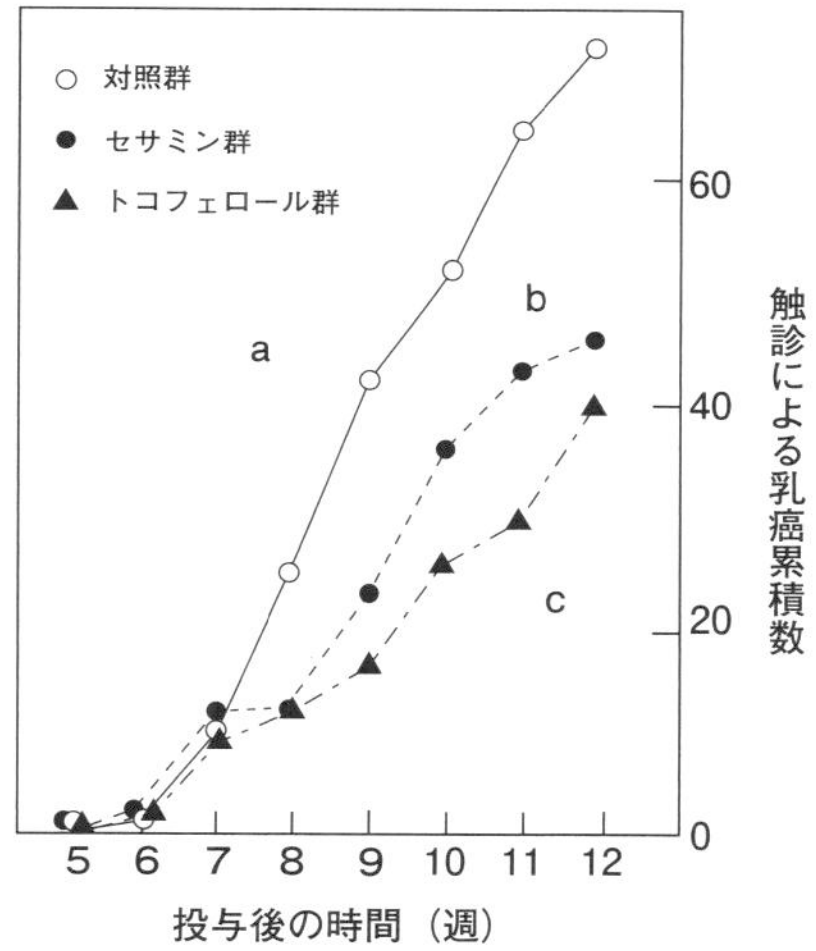

図 4-11

質を塗布しても、三〇分後に黒ゴマを塗ることで、発ガンは六〇%も防止できた」のである。

黒ゴマ成分には、皮膚ガンの増殖を六〇%も防止する効果があるのだ。

紫外線による発ガンへの抑制効果でも、同じ結果が得られた。ゴマ由来物質には、強力な発ガン防止効果がある。

経口投与でも、ラットの乳ガンを三分の二ほどに抑制することが証明された（図4−11）。

「……セサミノールを経口投与した場合にも抑制効果を発揮することが、ラットへの化学発ガン剤（DMBA）投与による乳ガン誘発実験で観察されている」（並木氏）

つまり――。「ゴマ」成分は、塗っても、食べても、ガンを防ぐ作用がある。

やはり、奇跡の食品というしかない。

「きなこと納豆と玄米飯」で一〇八歳まで生きた⁉ 天海和尚

●家康を影で支えた怪僧

徳川家康の側近として仕えた天海和尚は、一〇八歳まで生きた……と伝えられる（写真4－12）。

（天海僧正については、なんと明智光秀説が根強く囁かれているが、今回は触れない。）

生まれは一五三六年（天文五年）で、没年は一六四三年（寛永二〇年）とされる。江戸時代でなくとも、この長寿は驚異的だ。

家康に「長寿の秘訣」を尋ねられた天海は、「きなこと玄米飯」と即答している。

この怪僧は毎食の御飯に納豆汁を欠かさず食べていたのだ。

■きなこと納豆汁を毎日欠かさなかった天海和尚

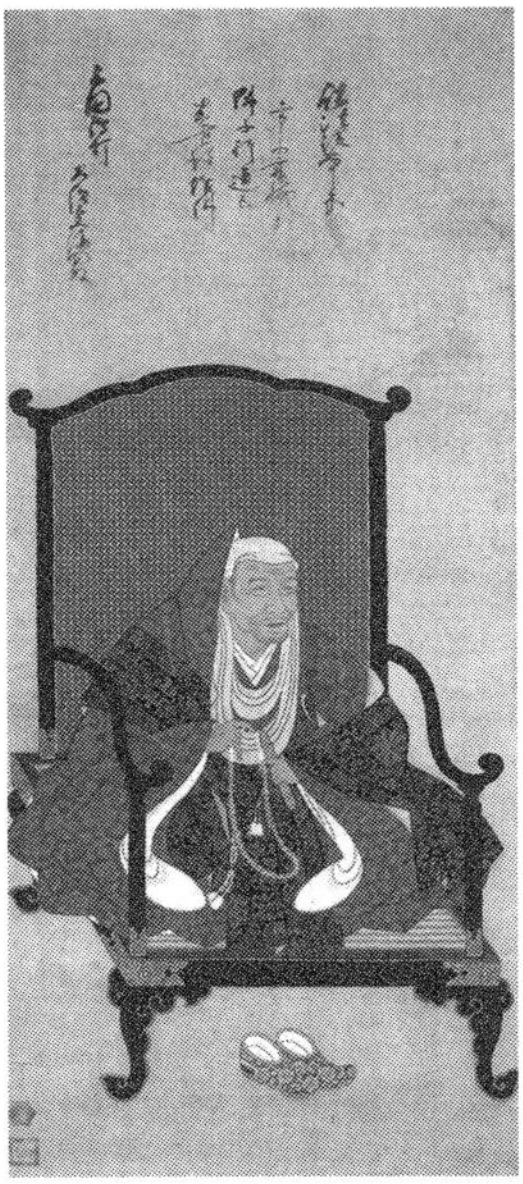

写真 4-12

それが一〇八歳までの長命をまっとうさせたのなら、大豆のパワー恐るべし。

納豆はいうまでもなく、大豆を発酵させたものだ。だから、大豆の薬効が詰まっている。

●『大豆の凄い薬効』

手元に『大豆の凄い薬効』（宙出版）という書籍がある。

著者は帯津良一氏（帯津三敬病院名誉院長、医学博士）。

この本では大豆の効用を、「ガン、糖尿病、高血圧、心臓病から更年期障害、骨粗そう症、ボケ……最新医学が注目する驚異の〝予防、治癒力」と絶賛している。

薬効オンパレード。こうなると食物というより薬物だ。

帯津医師はさらに特大筆で、大豆の以下の薬効も列挙している。

①塩分をコントロールして血圧を下げる。
②コレステロールを減らして血液をサラサラにする。
③血管を丈夫にして、動脈硬化の原因を減らす。
④免疫力を高めて、ガン細胞のはたらきを押さえる。
⑤心臓のはたらきを活性化して、心臓病を予防する。
⑥肩こり、肌の老化、シミなどを解消する。

まさに、いいことづくめ。これなら天海和尚ならずとも長生きできそうだ。

大豆は、すべてで牛肉に勝っている

●帯津医師も大絶賛

「……食生活の鍵をにぎっている食品こそ、じつは、日本ではすでに縄文時代から食べられていた大豆とわたしは考えます」（帯津医師）

そして――。大豆と牛肉を比較する。

「……牛肉に含まれるたんぱく質は二〇％程度ですが、この黄金色をした豆には約四〇％のたんぱく質が含まれています。大豆が〝畑の肉〟と呼ばれるゆえんです。しかも、ビタミンB1は牛肉の八倍、カルシウムや鉄分やカリウムなどのミネラルは大豆のほうがはるかに多いのです。それに加え、レシチン、イソフラボン、サポニンなど、数えきれないほどの薬理効果を秘めた成分が大豆には含まれています」（同）

帯津医師によれば、世界中の研究機関が、これら「大豆」成分の薬効に注目している、という。

その薬効を列挙すると――。

①たんぱくは肉に勝る（肉食で大腸ガン五倍）

②必須アミノ酸が多い（成長、修復に不可欠）

③血管をしなやかに（肉類は動脈硬化の元凶）
④頭脳を強化する（頭の回転が実によくなる）
⑤コレステロール低下（血管がつるピカに！）
⑥様々なガンを予防（前立腺ガン、乳ガンなど）
⑦高血圧を改善する（もう降圧剤は要らない）
⑧貧血症を予防する（大豆は鉄分が豊富だ！）
⑨肌の老化を防ぐ（日本女性の美しさの秘密）
⑩肥満を防止する（肉は太る。豆は太らない）
⑪骨を丈夫にする（理想的ミネラルバランス）

――あげていたらキリがないほどの、大豆薬効です。

味噌汁を飲まない家族の発ガンは一・五倍

●三〇年前から赤ランプ

帯津医師の警鐘を、改めてわれわれ日本人は心に刻むべきです。

「……アレルギー疾患が年々急増し、一九八七年には二二万四〇〇〇人だった数字が、一九九六年には三一万八〇〇〇人となっています。その大きな原因は、食生活にあるといわれています。高カロリー、高たんぱく、高脂肪……の食生活の結果、体内に余ったエネルギーが炎症となって皮膚にあらわれたもので、それがアレルギーだという医師もいます」

帯津医師のこの警告は、約三〇年も前の話。当時ですら、日本人の健康に赤ランプが点いていたのです。

そして――。日本人の健康状態は、現在ではさらに悪化している。

「……なかでも動物性脂肪のとりすぎがもたらした心筋梗塞、脳梗塞、高血圧、高脂血症などの病気が、統計上かなり危険な数字になっています。しかし、同じたんぱく質でも、ガンのリスクを増大させる牛や豚の肉にくらべ、大豆にはその心配はありません。そして、その大豆の利用の仕方が、世界でもっともすぐれているのが日本です。それに気づいたアメリカでは、大豆のことを『驚異の未来食』と呼び、ニューヨークの食料店では、豆腐、味噌、醤油はもちろん、大豆もやしさえ売られています」（帯津医師）

●一杯の味噌汁は医者殺し

帯津医師は、大豆薬効の一例として、「味噌汁を飲む人は、ガンにかかりにくい」という調査結果を発表している。「毎日飲む」人と「飲まない」人の発ガン割合を男女別に比較したものだ（図4−13）。

■味噌汁を飲む人はガンになりにくい！

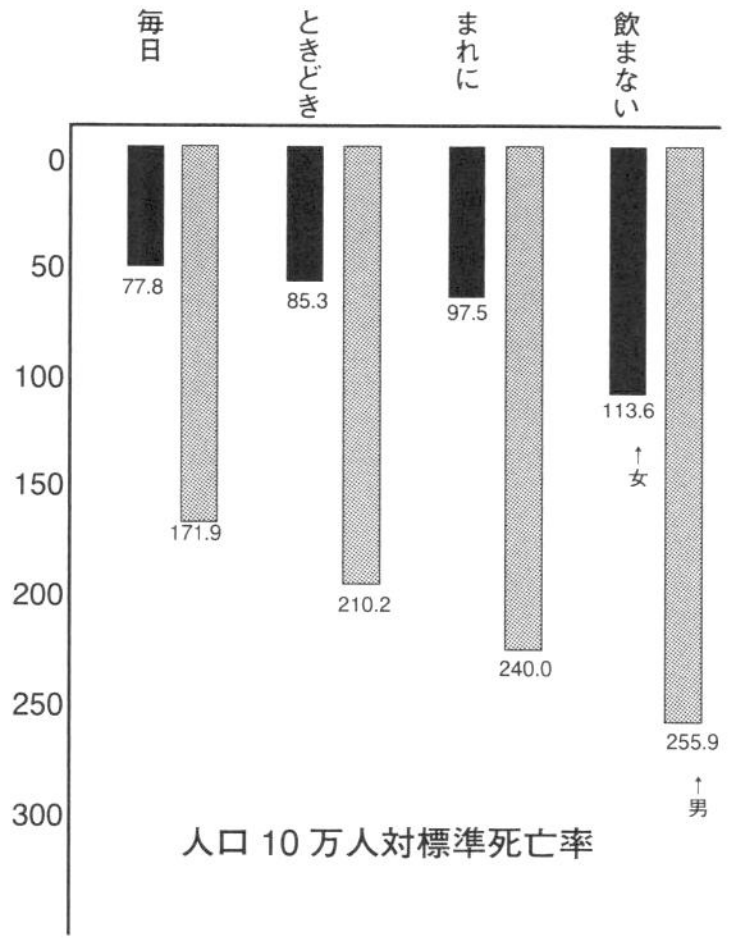

図4-13
資料／国立がんセンター研究所・平山雄より

女性は「毎日飲む」人より「飲まない」人が一・四六倍、男性は「毎日飲む」人より「飲まない」人が一・四九倍、ガンにかかるリスクが高い。

ぎゃくに考えれば、毎日味噌汁を飲むだけで、ガンのリスクは三分の一減ることになります。

やはり古来「味噌汁は医者殺し」と言われてきたのは、正しかった。

これはおそらく「きなこかけ御飯」でも、同じような結果がでるでしょう。

本章タイトルは――「ゴマ」「きなこ」かけまくれ――。

ちょうどこの2つのスーパーフードを合体させた「ゴマきなこ」も売られている。

これを食卓に置くことから、スーパー健康ライフが始まります。

なんとカンタンで安上がり……！　財布はいたまず、からだは喜ぶ――。

さあ！　あらゆる料理にゴマときなこをかけまくれ！

第5章 さらば！牛乳・チーズ、こんにちは！豆乳・豆腐
——今日から、今から、ヘルシーライフに切り替えよう

〝闇勢力〟による〝洗脳〟〝餌づけ〟〝大量殺戮〟

●肉・牛乳、悪魔の〝洗脳〟

「白い牛乳」は、あまりに闇が深い。それは、悪魔の〝洗脳〟道具と化している。

「肉食」と同様に「牛乳」もまた、〝闇の勢力〟が金儲けと人殺しの手段としてきたのだ。

つまり「肉食」「牛乳」で病人を大量生産し、病院・医薬で荒稼ぎする。

——露骨なマッチポンプである。

「肉食」「牛乳」「医療」「戦争」も、〝やつら〟にとって目的は同じ。大量殺戮と富の強奪だ。

だから、その意味で牛乳は、白い〝悪魔の飲料〟という呼称がふさわしい。

一九五八年、米国男性の前立腺ガン死亡率は、日本男性のナント四〇〇倍……。

戦勝国アメリカは、飲めや歌えで肉を食いまくり、牛乳を飲みまくった。そのツケである。

むろん、アメリカ国民は、この悲劇にだれ一人として気づいていない。

一九七八年、米国女性の乳ガン発生率は、ケニア女性の八二倍……。

これも肉食ざんまい、牛乳たっぷりのツケである。

●日本人をだまし続ける〝牛乳のワナ〟

わたしは、それを『牛乳のワナ』（ビジネス社）で告発した。

さらにわかりやすく解説するため、『完全図解版』もだした。

どちらか一冊、台所に置くことをおすすめする。

この一冊が手元にあれば、いかに現代社会が狂っているかがよくわかるだろう。

いまだ政府・厚労省は「牛乳はカルシウム豊富な完全栄養」「丈夫な骨をつくり骨折を防ぐ」と嘘キャンペーンを繰り返している。学校の保健の時間にも教えている。

『牛乳のワナ』は、これらの嘘を完膚なきまでに暴いている。すべて医学論文を根拠にしているから、牛乳業界や厚労行政さらには学界からの反論も皆無である。

〝かれら〟は、ただ沈黙を保っている。

この『牛乳のワナ』を手にとった方は、あきれ果て嘆息するはずだ。

「たかが牛乳ですら、ここまで日本人は騙されてきた……」

「牛乳」で騙され、三五の病気で殺される

●だれ一人反論できない真実

まずは――。牛乳・乳製品で発症する病気を列挙する。

(1) **乳児死亡**：粉ミルク児突然死は母乳児の四・八倍
(2) **牛乳アレルギー**：のちのアトピー皮膚炎、大爆発の元凶
(3) **乳糖不耐症**：成長後に〝乳〟を飲むのは人間だけだ
(4) **貧血**：牛乳を多く飲む人ほど鉄不足で貧血になる
(5) **発ガン性**：牛乳たんぱく二倍でガンが九倍に激増
(6) **乳ガン**：牛乳・乳製品で四〜五倍も乳ガンになる
(7) **前立腺ガン**：牛乳・チーズ・肉好き男性に爆発増加
(8) **精巣・卵巣ガン**：乳製品で一四倍爆増！　やめれば治る
(9) **白血病**：牛乳・チーズ・肉食・砂糖がひきがね
(10) **アテローム血栓症**：四人に一人が〝食べまちがい死〟
(11) **心筋梗塞**：冠状動脈に〝脂汚れ〟が詰まり突然死

⑫**脳卒中**：血管詰まると脳梗塞、破れると脳出血
⑬**糖尿病**：粉ミルク育児で小児糖尿病が一三倍に激増
⑭**骨粗そう症**：牛乳飲むほど骨からカルシウムが脱落
⑮**骨折**：牛乳・チーズ・肉食で骨はモロくなるのだ
⑯**結石**：動物たんぱく・脂肪過剰な食事が元凶だ
⑰**虫歯**：哺乳瓶をくわえて寝かせると虫歯が増える
⑱**多発性硬化症**：難病ではない。牛乳・肉食が原因だ！
⑲**筋萎縮症（ALS）**：牛乳を飲む習慣の人ほど発病！
⑳**リウマチ性関節炎**：牛乳・肉食やめたらピタリと治った！
㉑**クローン病**：食べ間違いで小腸・大腸の炎症が爆発
㉒**大腸炎**：腸に穴！　リーキーガット症候群が多発する
㉓**白内障**：牛乳・乳製品でラット全匹、白内障になった
㉔**不妊症**：美食過食、動物食が原因。夫婦で断食が効く
㉕**早死に**：牛乳を多く飲む人の死亡率は二倍になる！
㉖**腸出血**：気付かないうちに乳幼児が貧血になる
㉗**虫垂炎**：乳糖不耐症が引き金で、虫垂が詰まる
㉘**にきび**：牛乳飲み過ぎで過剰栄養分が吹き出る

㉙発達障害：高カルシウム血症で精神が不安定に
㉚自閉症：偏食、過食、肉食、牛乳、砂糖を疑え
㉛犯罪：牛乳の習慣で犯罪発生率は三倍に激増！
㉜うつ病：牛乳のカルシウム過剰で、精神不安に
㉝認知症：牛乳、肉食、砂糖で脳は血行障害に！
㉞肥満症：文明の病。少食、菜食、素食のすすめ
㉟慢性疲労：牛乳、肉食、砂糖で体液酸性が原因

「肉食」「牛乳」は悪魔勢力による巧妙な餌づけ

●赤子の手をひねるが如し

肉食と牛乳は、人類の食生活の最大の過ちである。

「肉食」は①**腐敗**（腸内腐敗）、②**酸毒**（各酸発生）、③**血栓**（血流阻害）の三大害毒で、食べた人の健康を破壊し、生命を奪う。

しかし、人類の九割はいまだこの事実に気づかず、肉食中心の食生活を続けている。

その結果、身体の酸性体質は悪化し、老化が加速し、寿命は短命となり、様々な疾患で早々と、あの世に旅立つ。このような人々は、自分が〝食べまちがい〟で死んだことには気づかない。

まさに、〝洗脳〟の恐ろしさ……。

もともと、マインド・コントロールとは、そのようなものなのだ。

国家、宗教、教育、メディア……四大〝洗脳〟装置を悪魔勢力にジャックされた人類は、まさに赤子どうぜんである。

フォイトの偽栄養学で〝餌づけ〟されてきた人類……。

それを思い通りに動かす悪魔勢力にとっては、赤ん坊の手をひねるくらい簡単なことなのだ。

『スポック博士の育児書』

闇勢力が、人類に牛乳を飲ませるため使った〝洗脳〟装置がある。

それが『スポック博士の育児書』だ。戦後、『聖書』の次に売れた……と称されるほどの大ベストセラー。一九四六年に発売されるや、爆発的な人気を博した。

世界四二カ国語に翻訳され、のべ五〇〇〇万部も売れたという。

ところがその後、状況は一変した。

著者ベンジャミン・スポック博士は、絞りだすような声で謝罪する事態となった。

「……全世界五〇〇〇万人の母親に、謝罪する」

彼は、みずからの著書が誤りであったことを認めたのだ。

彼の育児書のどこが、まちがっていたのか？

博士を謝罪に追い込んだ自然食思想家

●粉ミルク育児推奨の誤り

博士は同書で「粉ミルク育児」を絶賛、熱烈に推奨していた。

母乳育児の母親には、早期断乳と哺乳瓶への切り替えを指導している。

さらに呆れたことに、「粉ミルクに砂糖を加えて甘味付け」まで奨励している。

博士が粉ミルク育児を推奨した根拠は、「母乳も粉ミルクも同じ」という論法だ。

わたしは『牛乳のワナ』で、こう反論している。

「……それはまちがいだ。同じ哺乳類でも、母乳と牛乳では、たんぱく組成など、まったく異なる。それを『どちらも同じ』と推奨した。じつに荒っぽい論法だ。そして著書は世界的大ベストセラーとなった。背後にいる巨大な牛乳産業は笑いがとまらない」

●「アンタ、地獄に堕ちるよ」

スポック博士を謝罪に追い込んだ決定的な人物がいる。それが久司道夫氏（一九二六〜二〇一四年）だ。アメリカを拠点に自然食思想（マクロビオティック）を世界に広めたことで知られる。

二人の出会いは、スポック博士が病気になり、久司氏に食事指導を求めてきたことが縁となった。その指導でベジタリアンとなった博士は、健康をとりもどす。

そのとき、久司氏は博士がベストセラーの著書で、粉ミルク育児を推奨していることを知り、こうクギを刺したという。

「……アンタ、地獄に堕ちるよ」

玄米菜食を中心とするマクロビオティックの立場からすれば、牛乳は〝猛毒〟である。

粉ミルク育児などは狂気の沙汰だ。その恐ろしい害毒は、菜食者にとっては常識だ。

驚愕したスポック博士は、自分の犯した過ちに目覚めた。そうして、謝罪の言葉を発したのだ。

世界的ベストセラーは〝闇の勢力〟が創りだす

●無名作家マルクスの出世

じつは、『スポック博士の育児書』大ベストセラー化には、裏があったと見ている。

全世界で四二言語に翻訳、売上げ五〇〇〇万部。『聖書』に次ぐベストセラー。

これは常軌を逸している。〝なにか〟が背景にある、と疑わなければならない。

これは、人類を餌付けする絶好の〝洗脳〟装置だった。フリーメイソンが、あらゆるメディアを使ってこれを絶賛奨励、スポック博士の『育児書』ブームを創出したのだ。

博士は、体のいいピエロとして使われた、というわけだ。

●肉鶏魚、乳製品を食べない

過ちに気づいたスポック博士は『育児書』の改訂を重ねた。

「……牛乳は子どものアレルギー原因となる」「I型糖尿病の引き金になるかもしれない」

こうして、一九九八年、『スポック博士の育児書』第七版は、初版とはまったく替わっていた。

「……二歳になれば乳製品は必要ない。植物食のみ食べさせなさい」

ここで、博士は迷わずこう言い切った。

「……子どもも大人も、肉、鶏、魚、乳製品を食べない食事こそベストです」

まさに、これはヴィーガン食（完全菜食）そのものである。

こうして博士は、その直後、九四歳の生涯を閉じた。

博士亡きあとは、夫人がさらに改訂作業を続けたという。

全世界の母親に謝罪した博士には、人間としての良心を感じる。

しかし、悪魔勢力は、このような善良な人を〝洗脳〟装置として利用するのだ。

牛乳飲むほど骨折する謎〝ミルク・パラドックス〟

●動物食消化で酸毒発生

「白い悪魔の飲料」牛乳の問題点について、大切なポイントを解説しておきたい。

■ 肉、牛乳……多くとるほど骨粗しょう症になる

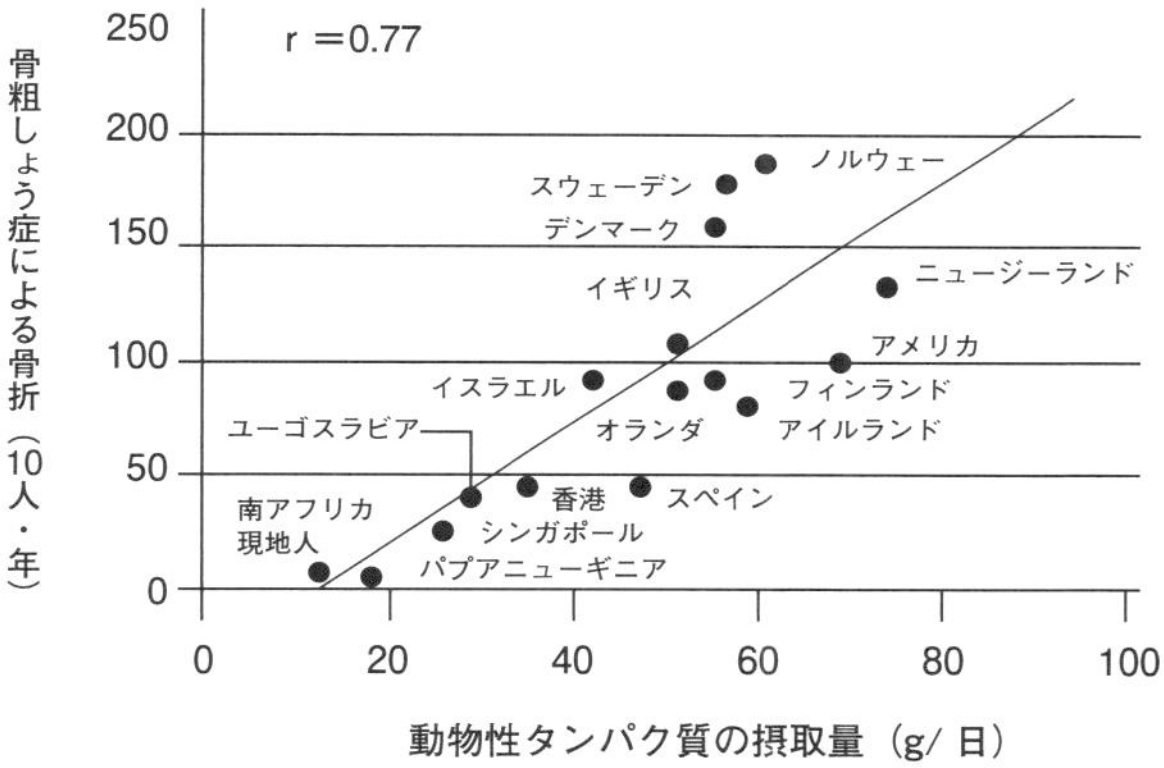

図 5-1　動物性たんぱく質量と骨粗しょう症
出典：Abelow BJ et al. 1992

まず——。

日本で骨折が多いのが、子どもとお年寄りだ。

両者に共通するのが学校給食、老人ホームなどの給食で毎日、牛乳が〝強制〟されていることだ。

じつは、牛乳を飲むほど、チーズなど乳製品を食べるほど、骨折は急増する。

それは肉食でも同じ。

図5-1は、動物たんぱく摂取が増えるほど、骨粗そう症が増えることをあらわしている。

「カルシウム豊富な牛乳を飲むほど、なぜ骨折が増えるのか？」

俗に〝ミルク・パラドックス〟と呼ばれるこの謎を、森下敬一博士（国際自然医学会会長）はわかりやすく説明してくれた。

ほんらい菜食動物の消化システムは、植物性食品の消化に適している。そこに動物食が入ってくると、消化・分解の過程で各種の酸性物質が生

成される。すると、体液は酸性に偏る（アシドーシス）。人間の血液はほんらい弱アルカリ性だ。体液ｐＨが酸性に傾くほど、生命は危険にさらされる。そこで、人体は体液をアルカリ性にもっていくため、骨からカルシウム・イオンを溶出させ、酸性血液を中和し、アルカリ性にもどそうとするのだ。

これが〝ミルク・パラドックス〟のメカニズムである。

カルシウムを溶出した骨はカスカスとなる。

骨粗そう症の状態だ。

●肉食でも骨はもろくなる

この体液ｐＨ中和は、牛乳だけに起こるものではない。

やはり、動物たんぱくの肉類を消化吸収するときにも、同じ現象が起きる。

消化過程で酸性物質（酸毒）が生成され、体液が酸性に傾いてしまう。すると、赤血球は互いにくっついて「ドロドロ血液」となってしまう。こうなると、ミクロン単位の毛細血管を通りぬけできない。体液を酸性状態のドロドロからサラサラに戻さなければならない。

そのために、骨からカルシウム・イオンを溶出させてｐＨを中和し、速やかに弱アルカリ性にもどす必要がある。

こうして、〝ミルク・パラドックス〟と全く同じ骨カルシウム溶出が起きる。

言い方を変えれば、〝ミート・パラドックス〟だ。

牛乳や肉食を推奨する役人や学者は、この事実にまったく無知である。

国民の健康を預かる役人や学者たちが、「牛乳はカルシウムが豊富だ」「骨を丈夫にする」「どんどん飲みなさい」と、いまだ言い続けている。

無知と狂気の恐ろしさ。これを本当の石頭……バカという。

多発性硬化症、ALS、難病の原因は「牛乳」「肉食」だ

●動物食が難病原因だった

厚労省は、原因不明で完治困難な病気を〝難病〟に指定している。

多発性硬化症やALS（筋無力症）などがそれに該当する。

さて――。本書の冒頭、医聖ヒポクラテスの警句を思い出してほしい。

「自然から遠のけば病気に近付く」

つまり、不自然な生き方は不自然な病気に見舞われる。

これを、因果応報という。

図5-2は、牛乳の摂取量と多発性硬化症の相関を示す。明らかに、牛乳摂取量が増えるほど、罹患率も増えている。

■ナゾの難病の原因は「牛乳」「肉食」だった

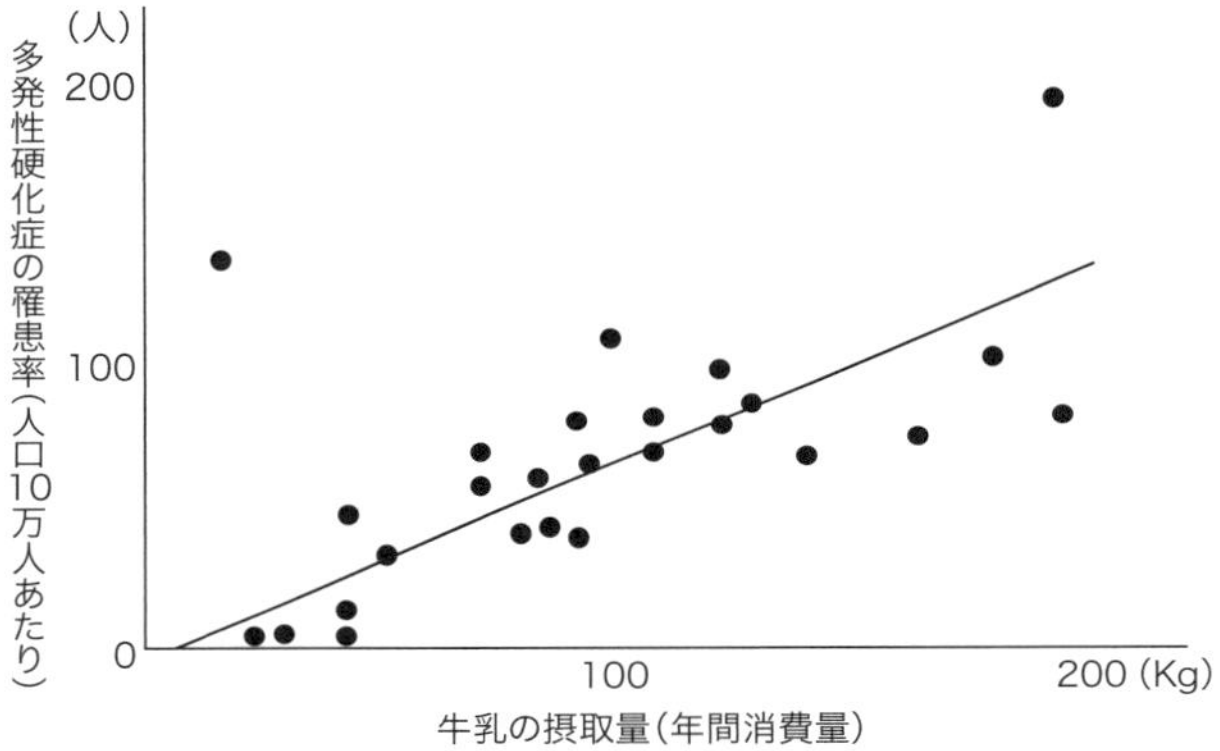

図 5-2　牛乳摂取と多発性硬化症の関係
【注】24 か国（26 集団）の「牛乳摂取量と多発性硬化症の罹患率」との相関関係を示したものです

■難病、多発性硬化症治療は菜食しかない

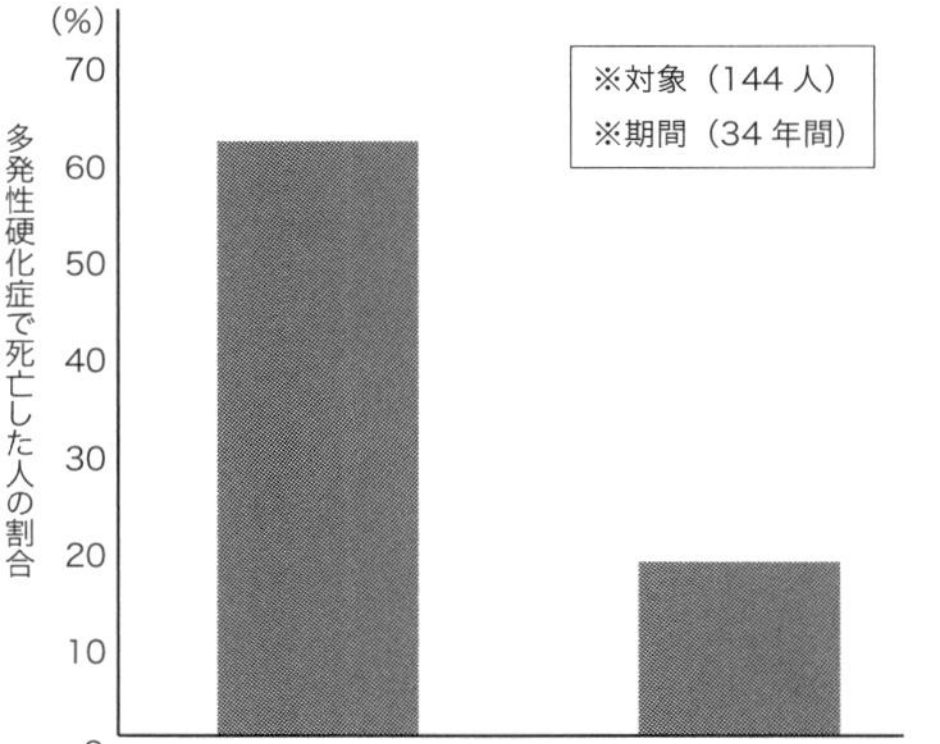

図 5-3　食事療法による多発性硬化症患者の死亡率
出典：『葬られた「第二のマクガバン報告」』

図5-3は、「動物性脂肪」（飽和脂肪酸）を一日二〇g以上摂取の患者（左）と二〇g未満摂取の患者（右）の多発性硬化症死亡率を比較したもの。動物性脂肪を制限したグループは、死亡率が三分の一以下に激減している。

これらから、多発性硬化症の原因は、動物食（アニマルフード）であることが歴然だ。いまだ、医者、役人、研究者たちは「多発性硬化症は難病。原因不明、治療法もない」という。まったくの嘘だ。〝かれら〟はたんにサボっているだけなのだ。

だから、病院に行ってはいけない。クスリ漬け、手術漬けで殺されるのが関の山だ。

●ALSと牛乳を飲む習慣

同じことがALS（筋萎縮症）にもいえる。その症状は、多発性硬化症に酷似している。

「……手足、のど、舌の筋肉や、呼吸に必要な筋肉が、だんだんやせて力がなくなっていく。しかし、筋肉の病気ではない。筋肉を動かす神経（運動ニューロン）だけ障害を受ける」（難病情報センター）

そして、医学界は「原因も治療法も不明」とサジを投げている。

きわめて似た症状の難病、多発性硬化症の原因が、牛乳の多飲だった。なら、不自然な動物食（アニマルフード）を疑うべきだ。

米国の小児医療、血液学、栄養学の権威とされるF・オスキー博士の証言は重要だ。

「……テキサス州ヒューストンにあるペイラー医科大学の研究グループが、『牛乳を飲む習慣とＡＬＳ（筋萎縮症）の因果関係』を指摘している」

やはり、同じ問題意識を抱く研究者はいたのです。

●牛乳を多く飲んでいた

「……神経学の専門家たちが、ＡＬＳ（筋萎縮症）患者二五人を対象に研究をした。病因とみられる多くの因子を分析し、同様の年齢、人種、経済的事情を、対照群の健常者と比較した。すると、ＡＬＳ患者につぎの特徴が明らかになった。①鉛と水銀にさらされる度合いが大きい。②スポーツをよくする。③牛乳をより多く飲んでいた。……これは、要注意です」（オスキー博士）

ついに、〝真犯人〟が顔を見せたようです。①鉛・水銀は特殊すぎる。②スポーツは原因にならない。すると、③牛乳こそが〝真犯人〟といえるのです。

チーズ大好きの北欧国は精巣ガンが二三倍！

●発ガン物質カゼインの塊

チーズの〝毒性〟についても、触れておきましょう。

こう書かれたらチーズ好きは、カチンとくるはずです。

■動物たんぱく「カゼイン」は史上最悪の発ガン物質だった……

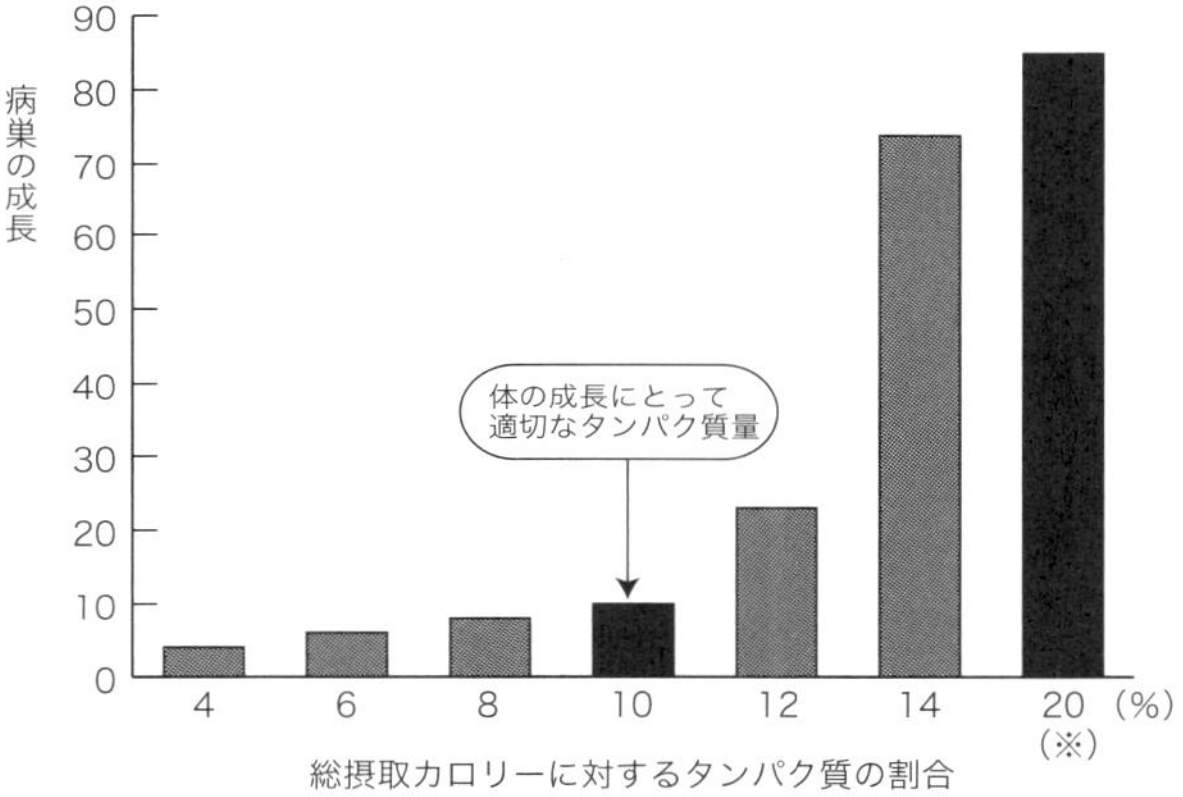

図 5-4　異なった食事たんぱく質量による病巣の促進状況
（注）総摂取カロリーに対するたんぱく質の割合が 10% を超えると、「病巣の成長」は急上昇します。

チーズ業界の人も不快になるのも当然です。

しかし、図5-4を見てください。マウスの実験で、エサで投与する牛乳たんぱく質（カゼイン）を一〇%から二〇%にしたときガン病巣の変化です。

投与するカゼインを二倍にしただけで、ガンは九倍に激増しています。この実験を行ったコリン・キャンベル博士（米コーネル大学）は、こう結論づけたのです。「カゼインは、強烈な発ガン物質である」

そして、最終的に「動物たんぱくは、史上最凶の発ガン物質」と断定したのです。

さらに、スウェーデンの実験では、牛乳を多く飲む人は、少なく飲む人に比べて死亡率が二倍でした。やはり、毒性カゼインなどが寿命を縮めたのです。

■チーズ好きの北欧諸国に精巣ガンが 23 倍も多発

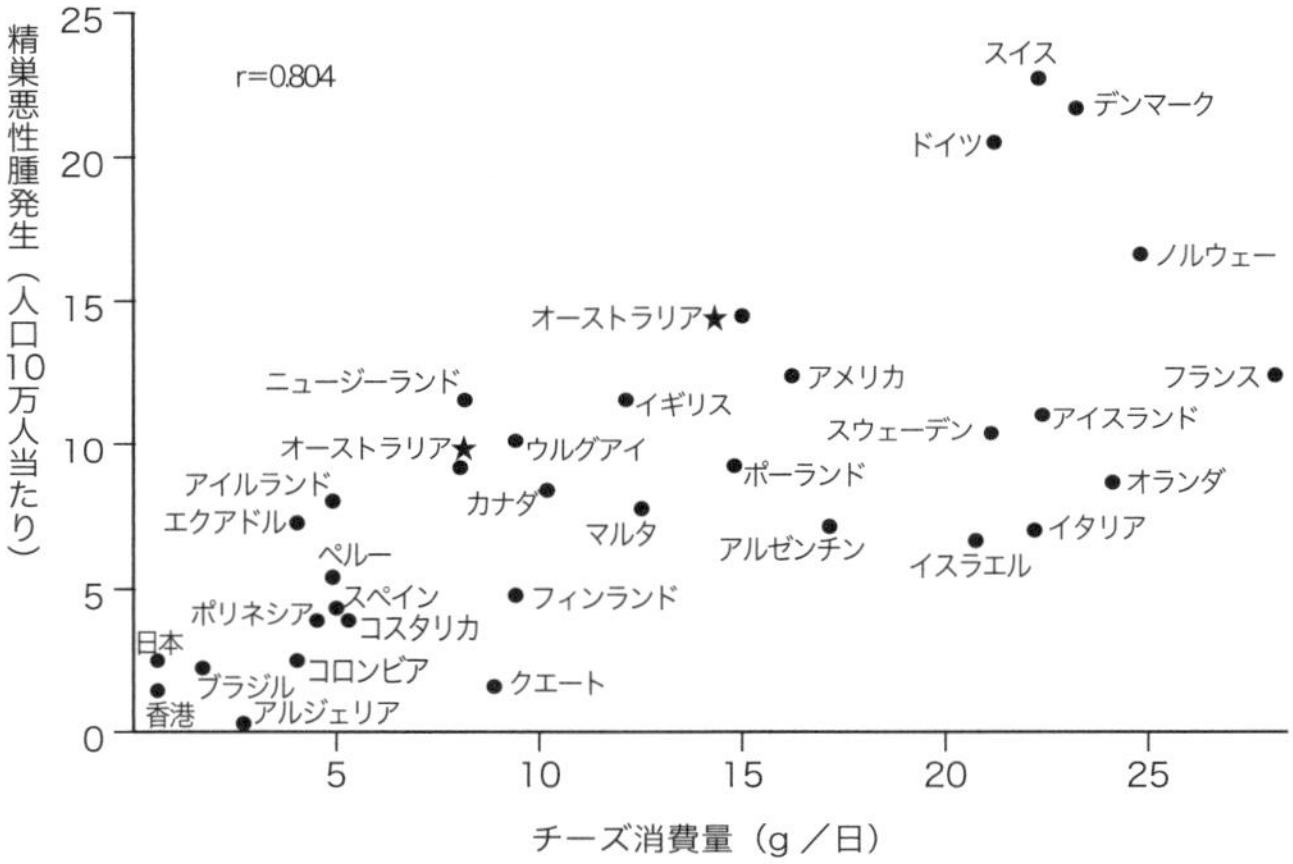

図 5-5　チーズ消費量と精巣ガン発生率

●チーズ食べるとガンが多発

チーズは、牛乳を発酵熟成させて作ったものです。

牛乳の水分が飛んでいる分だけ、とうぜんカゼイン濃度は高くなっています。

それだけ、液体の牛乳より、カゼイン毒性は強まっているのです。

図5-5は、「チーズ消費量と精巣ガン発生率」です。

チーズ好きの北欧諸国に精巣ガンが驚くほど多発しています。チーズをほとんど食べない国と多く食べる国を比較すると、精巣ガンの発症率には二三倍もの大差があります。

「チーズは発酵食品だからヘルシー！」と信じている人も多い。

こんな人たちは、ヘルシーフード感覚で、ピザなどをつまんでいます。

しかし、ぜったい食べるなとはいいませんが、控えたほうが無難です。

疑問がわいてきたら、図5-5をじっと見てください。

あとは、なにもいいいません。

●牛乳、チーズから豆乳・豆腐へ

では——。

いったい、何を飲んだらいいの？　何を食べたらいいの？

パニックになる必要はありません。本章のタイトルをごらんなさい。

そこに解決法がちゃんとあります。

——さらば！　牛乳・チーズ、こんちは！　豆乳・豆腐——

これらは、特別に健康食品でもありません。ふつうにスーパーで売っています。

そして、価格も安い！　あなたがやることは、ただひとつ。スイッチを切り換える。

これまで、スーパーの冷蔵ケースで手を伸ばしていた牛乳パックでなく、お隣りの豆乳パックを買い物カゴにいれる。ただ、それだけです。

さらに、冷蔵ケースのチーズに手を出すのを引っ込めて、お隣りの冷蔵ケースの豆腐を買い物カゴにいれるだけです。

さあ、今日からチェンジナウ！

豆乳を一口飲んだら、そのやさしい味わいにほっとすることでしょう。

大豆イソフラボンで、いつまでも若々しく美しく

●日本女性の若さの秘密

豆乳、豆腐にたっぷり含まれるイソフラボンは素晴らしい。
女性ホルモンに似た成分で、多くの健康効果が報告されています。

①更年期障害：ホルモンバランスの乱れから起こります。
女性ホルモンに似た天然物質イソフラボンは、そのバランスを回復してくれます。
欧米女性にくらべて日本女性が若々しいのは、イソフラボンの効果が大きいでしょう。

②骨粗そう症：骨からカルシウムが脱落してスカスカになることで起こります。
一つの原因は運動不足、筋力の低下です。筋トレで骨に負荷をかける。すると骨芽細胞が増えて、骨力も強まるのです。

もうひとつ。イソフラボンはカルシウムが骨から溶けだすのを防ぎます。ほんとうに骨を強くするのは、「牛乳」ではなく「豆乳」なのです。

③乳ガン・子宮ガン：女性ホルモンの過剰で起こります。

■具合いが悪い……そんな人は「肉」「牛乳」やめて「大豆シフト」！

	イソフラボン	レシチン
■特に女性		
更年期を迎える女性	○	
更年期障害に悩む女性	○	
骨折しやすい人／骨量に不安な人	○	
未婚、不妊の人	○	
初潮が遅かった人	○	
閉経が遅れている人	○	
高齢出産した人	○	
お肌が気になる人	○	○
■特に男性		
頻尿・排尿困難・残尿感のある人	○	
■男・女共通		
記憶・集中力が落ちたと感じる人		○
自律神経失調・不眠・精力減退を感じる人		○
肥満、中性脂肪が多い人	○	○
コレステロール値が高い人	○	○
動脈硬化が心配な人	○	○
肉食、または外食が多い人	○	○
糖尿病の人	○	○
心臓の悪い人		○
肝臓の悪い人		○
ガンと闘う人	○（ホルモン関係）	

表 5-6　チェックシート
出典：『大豆イソフラボン』日東書院

アメリカ産牛肉が解禁されて二〇年後、日本人の乳ガン・子宮ガンなどは五倍に激増しました。

米国産牛乳には、成長ホルモンが和牛の六〇〇倍も残留していました（北大リポート）。成長ホルモンは遺伝子組み替えによる〝人工女性ホルモン〟。過剰な女性ホルモンは発ガンを促進します。イソフラボンは女性ホルモンの過剰分泌を抑制します。

④前立腺ガン…これも女性ホルモン分泌が関係します。

こちらは女性ホルモンの減少が原因と考えられています。ここでイソフラボンがガンを予防し、増殖を防ぎます。ガン以外の前立腺の炎症にも効果があります。前立腺ガンが気になる男性陣よ、豆乳を飲め！

⑤高血圧：血中の脂汚れ（アテローム）を減らします。

だから、高脂血症、動脈硬化、心筋梗塞、脳卒中、糖尿病まで同時に防いでくれます。

はやくいえば、血流がサラサラ改善される。万病は血流障害から起こります。

⑥美肌：豆乳で血流スムーズになれば、シミなども消えていきます。

シミは体外に排泄されなかった老廃物が、皮膚に沈着したもの。血流サラサラになれば、それは血流によって大掃除され、すこやかで若々しい肌がよみがえるのです。

⑦認知症：大豆にはイソフラボンと並ぶ有効成分レシチンが含まれています。

こちらも、血管壁にこびりついた汚れを溶かしてツルツル血管にします。

すると全身血行が促進され、細胞の老化が予防され若返ります。

年齢より若々しく見える人は、まちがいなく〝和食の人〟です。

ぎゃくに肌にシミ、シワ、頭は白髪の人は、まちがいなく〝洋食の人〟です。

⑧精力減退：ＳＥＸが弱くなるのは血流不全が最大理由です。アッチに血が行かなくなる。

豆乳の成分は血流をサラサラにするため、精力が信じられないほど回復するのです。

⑨不眠症：これは自律神経失調症の一種です。やはり、血流不全のため起こります。

うつ、ノイローゼなども血流障害が原因なのです。だから、断食（ファスティング）も劇的に効果があります。〝体毒〟排泄が加速され、血管がツルツルになり血流が改善するからです。

第６章　あの芋、この芋、「栄養」「薬効」ありがたし

——不妊に「ヤマイモ」、子育てに「里イモ」、糖尿病に「菊芋」

栄養価だけでなく、さまざまな驚異の薬効あり

●完全栄養食でしかも安い！

芋類は完全栄養食です。あらゆる栄養素がバランスよく配合されています。

そして、芋類がありがたいのは安いこと！

牛肉などは心臓病八倍、脳卒中八倍、大腸ガン五倍、糖尿病四倍……ほど増やす〝殺人〟食品です（証拠は山ほどある）。そして、値段はビックリするほど高い。

たまのグルメでいただくのはよしとして、毎日、肉食にはまるのは自殺行為です。

そして、老化も加速され、白髪やハゲになり、シミ、そばかすで肌も荒れる。

肉を食べていいことなど皆無です。耳が痛いでしょうがライフスタイルをシフトしましょう。

まずは、わたしたちに最も身近なサツマイモとジャガイモから見てみましょう。

■「芋」は理想的な完全栄養食である

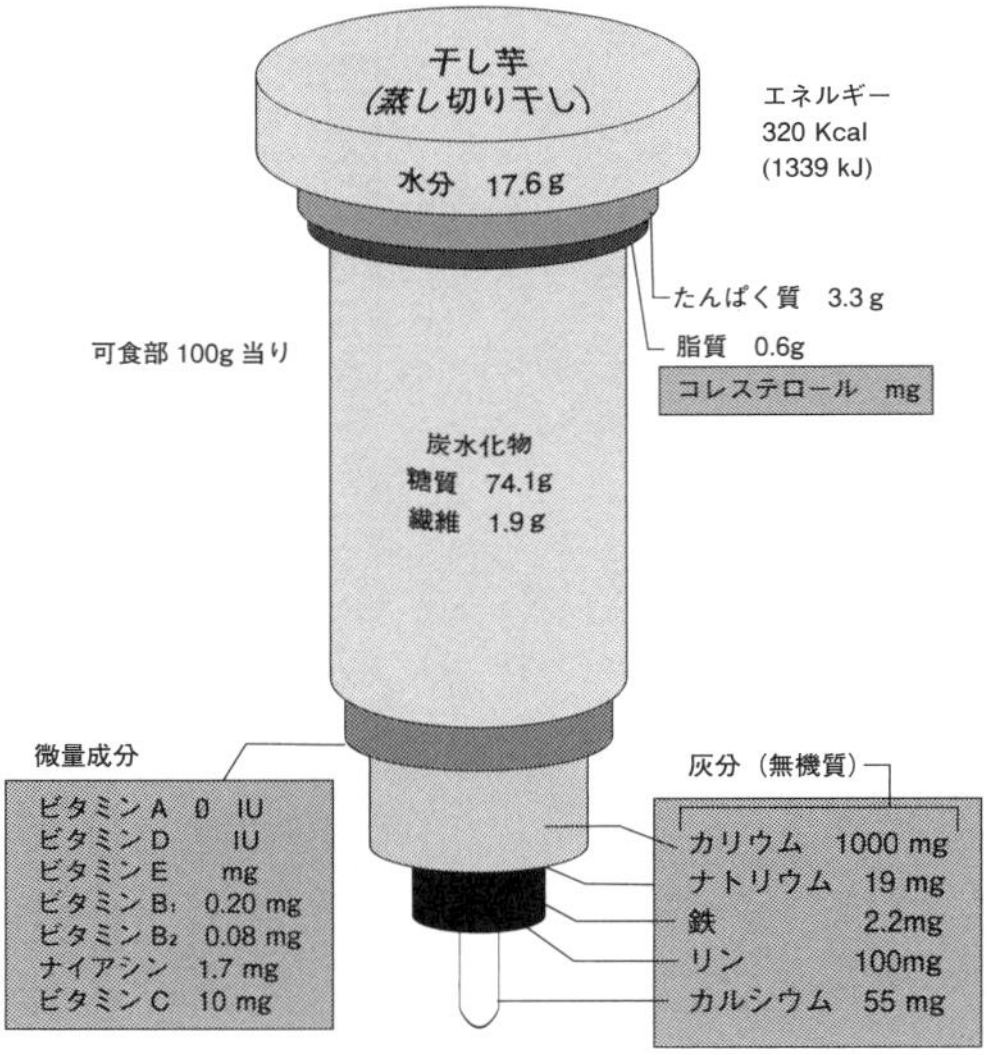

図 6-1　干し芋の食品成分
出典：『食材事典』

たとえば、日本の伝統的な干し芋。

干し芋は、日本古来からの保存食です。「サツマイモを丸のまま二、三時間蒸して、でんぷんを完全に糊化《こか》させ、熱いうちに皮をむき、厚さ八ミリほどに切って、四、五日かけて天日乾燥する。半年ほど貯蔵が可能となる」（『食材事典』）

栄養価は、五大栄養素のバランスがよい完全栄養食であることが判る（図6-1）。

また、ジャガイモも負けてはない。

「……皮付で生の状態のジャガイモには、糖質、食物繊維、ビタミンB1、ナイアシン、ビタミンB6、葉酸、パントテン酸、ビタミンC、カリウム、マグネシウム、鉄など栄養素が豊富に含まれている。意外なのはビタミンCだろう」（同）

ジャガイモは、ビタミンCの供給源としてもしっかり食べたい食材です。

精力増強に効果あり！　ヤマイモのネバネバパワー

●ヌルヌル、ネバネバが効く

各種芋類には完全栄養の補給に加えて、独特の薬効もある。まずはヤマイモだ。

「……ヤマイモは、土中の成分を吸収する能力が非常に強い。オーバーに言えば、地球に含まれている、あらゆる成分を、吸収して肥大した生命力の塊みたいな植物なのです」（『百歳食事典』永山久夫著、光風出版）

俗にヤマイモは、「ヌルヌルが効く」とか「ネバネバで精がつく」と言われます。

さらに、トロロめしも栄養食として古来から有名です。

それは、でんぷん消化酵素ジアスターゼが豊富に含まれているからです。トロロめしは、ほんど噛まずにすすりこんでいただく。

しかし、ジアスターゼのおかげでか「快食」です。

「ただし、ジアスターゼは加熱すると消化酵素として働きを失ってしまいます。だから、トロロめしを作る時でも、だし汁が熱すぎないように注意すること。四〇℃から五〇℃くらいに冷まして用いる」（同）

●子づくりしたけりゃ、とろろめし

ヤマイモは男性の生殖能力を高める。

それは、アルギニンという物質がアミノ酸を多く含むためです。

また、ヌルヌル成分のムチンという粘性物質には、たんぱく質の吸収促進作用があります。

また、老化防止、美容効果もある。まさに、日々常食したい芋のひとつ。

「……ムチンは体内に入ると、グルクロン酸という物質に変わります。この成分は、肝臓の解毒作用を向上させたり、肝機能自体の強化にも役立ちます。また、血行をよくする働きもあるといわれています」（『百歳食事典』）

「アルギニンは男性の睾丸の重量を増加させる効果もあるといわれ、睾丸が重くなるということは、精巣の中の精液の分泌が旺盛となり、その量が増えるためとみられています」（永山久夫氏）

他方、精子欠乏症の不妊男性のほとんどが、ハンバーガーなどのファストフードが大好きなのです。そして、子どもができない若いカップルは、不妊症クリニックを訪ねて、何百万円もの〝治療費〟をむしりとられている。

精力増強アルギニンは、味噌にも、麦めしにも含まれています。

これらをかけあわせた「とろろめし」こそ、ＳＥＸ強化の御三家の集合めし。

子づくりしたけりゃ、夫婦そろって毎晩とろろめしですね。

日本人と付き合いの長い里イモで、生命力をアップしよう

●母乳代わりにも与えられていた生命食

「……昔の日本人にとって、米と同じくらい重要な食糧だったのが里イモでした」（『百歳食事典』）

里イモの別名は、〝縄文イモ〟。それだけ古くから日本人の命を養ってきた。

「……『うも』は、古代語で里イモのことです、『万葉集』にも歌われています」（同書）

里イモは東南アジアの熱帯雨林が原産地で、島伝いに五〇〇〇年ほど前、日本列島に、もたらされた。

「……南太平洋の島々では、今でも、この里イモを主食にしている種族は少なくありません。日本でも縄文晩期になって稲作文化が渡ってくるまでは、木の実でんぷんや自然薯などと同様に、重要なカロリー源だったとみられています」（同書）

里イモは古来、母乳替わりに乳児に与えられていたともいう。それは、里イモのデンプン粒子が、ジャガイモなどにくらべて四分の一ときわめて小さく、消化吸収がよいからだ。

その上、ビタミンＢ１を大量に含むので離乳食としても最適といえる。

さらに、「里イモ」には以下の効能がある。

①コレステロール低下：脂肪燃焼を促進するビタミンB1が豊富。
②高血圧：血管への脂汚れ沈着による動脈硬化を改善し高血圧を防ぐ。
③心筋梗塞・脳卒中：血流改善されるので、これら突然死なども防ぐ。
④肥満防止：豊富な食物繊維が便通を促進し、老廃物などを排出する。

●ヌルヌルでネバー・ギブアップ！

「……人間の体は、約六〇兆個の細胞でできています。その細胞のひとつひとつをつなげている組織が、ムコ多糖体というヌルヌル物質です。これはムチンともいい、この物質が欠乏すると、急速に老化するといわれてます。日本人は現在、世界一の長寿民族ですが、これは、このネバネバを含んだムチン食品を他のどの民族より常食していることと密接な関係があります。糸引き納豆を食べるのは日本だけです。海藻やキノコ類も世界一食べています。そして、里イモもそうなのです」（同）

かつて、日本各地に長寿村が点在していました。そこで百歳を超える百寿者たちに共通していたのが、里イモを常食していた、ということなのです。

正月の雑煮には里イモを入れます。

それは、歳の初めに、百寿までもの長寿を与えてくれる感謝の印なのです。

糖尿病などを劇的回復させる！　奇跡の「菊芋」

菊芋が世界的にブームとなっている。知らないのは日本人だけ？　と思うほど関心は熱い。

それは伝統食材であるとともに、健康食材だった。

その奇跡の薬効は、まず糖尿病治療で証明されている。

その他の効能も含めて、まさに万能薬という呼び名がふさわしい。

その証拠に世界各国で活用、研究が進められている。

●薬用ハーブ、薬効で注目

■**アメリカ**：別名〝薬用ハーブ〟。ヘルシーフードとして注目されている。菊芋は南北戦争のとき、多くの兵士の傷病の回復に役だったという。つまり、クスリとして重用されてきた。
■**リトアニア**：民間療法で菊芋は便秘、ジンマシンなどを治す万能薬として伝承されている。
■**ハンガリー**：政府も菊芋の医学的効能を認めている。
公的に栽培を奨励、保護し、薬理効果などの研究を進めている。
■**イタリア**：古来から民間で胃の不調回復、風邪の治療などに菊芋が用いられてきた。
■**フランス**：古くから健康効果のある食材として料理に用いられている。

これほど世界の医学界が注目している菊芋――。

ところが、日本のほとんどの人は首をかしげる。

「……菊芋って、なに？」

●芋でなくヒマワリの仲間

その名から芋の一種だと思われるが、そうではない。正確にはゴボウと同じキク科の植物。

学術的には「ヒマワリ属の多年草の植物」の根っこなのだ。

だから、きれいな黄色の花を咲かせる。

なんだ！　イモじゃなくてヒマワリの仲間かい！

……この植物が日本に伝えられたのは、一八五三年のペリー来航時。幕末から明治期に活躍した植物学者で理学博士の伊藤圭介らが着目、「其の花は菊の如く、根は芋の如きにより菊芋と命ずる」と書き記している。

わたしは沖縄で野生種の菊芋を見て、ビックリした覚えがある。

見上げた高さは二メートルほど、猛々しく伸びて、ジリジリ照り付ける南洋の日差しにびくともせず、鮮やかな黄色い花を咲き誇らせていた。その野生パワーは見るものを圧倒する。

「……なるほど、これなら万病を治すのも当然だ」と感動した。

とにかく、咲いているのが砂や砂利の荒れ地だ。

それをものともせず身の丈を超えるほどの背丈を延ばし、天に向かい勢いよく繁殖している。
朝鮮人参もそうだが、植物の薬効は、まさにその生命力から発するのだと思い知った。

■「菊芋」（イヌリン）で糖の吸収速度に差が出ます！

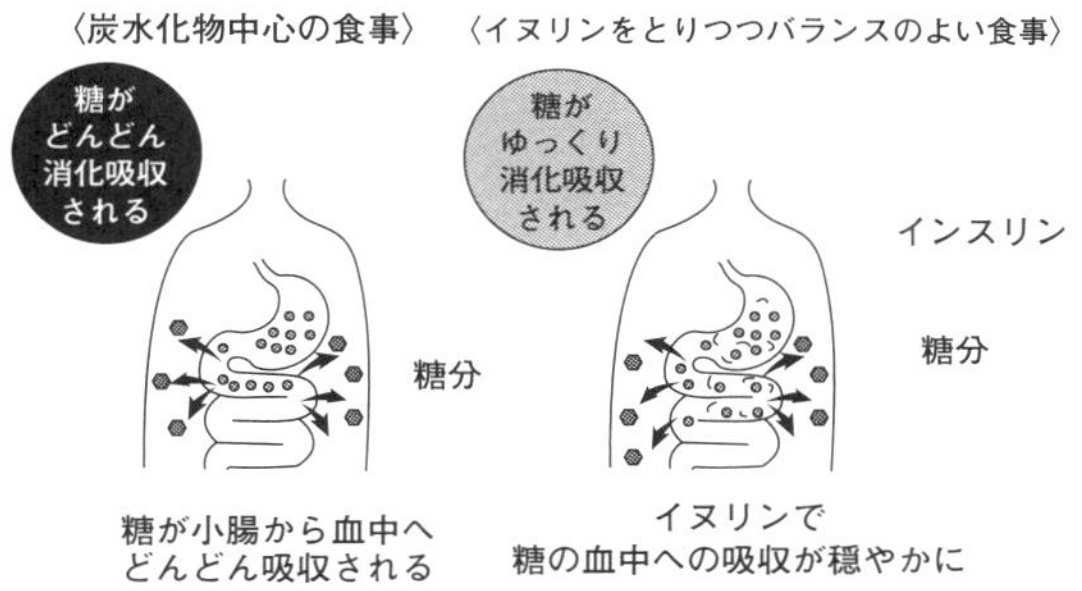
〈炭水化物中心の食事〉
〈イヌリンをとりつつバランスのよい食事〉
糖がどんどん消化吸収される
糖がゆっくり消化吸収される
インスリン
糖分
糖分
糖が小腸から血中へどんどん吸収される
イヌリンで糖の血中への吸収が穏やかに

図 6-2　食後血糖値が高めな人と上昇が穏やかな人ではどう違う？

これぞ、世界最高の天然サプリ！医学界も絶讃

●腸内善玉菌の活力源

芋ではない菊芋には、サツマイモやジャガイモなどとちがい、でんぷんや炭水化物はほとんど含まれない。

そのかわり、〝イヌリン〟という水に溶けやすい食物繊維がたっぷり含まれている。それは乾燥した菊芋の約六〇％を占める。だから、「菊芋」イコール〝イヌリン〟といってもよいくらいだ。

〝イヌリン〟は胃などの消化酵素の影響を受けない。腸にまでいきとどく。

そして、腸内の善玉菌をおおいに増やしてくれる。

その結果、腸内フローラを健康にするのだ。

腸こそが命を養うおおもと。

菊芋は一〇〇％その活力源となってくれる。

その他、ポリフェノール三・四％、ミネラル分七・二％、たんぱく質八・〇％、食物繊維一八・〇％、フルクコース二・五％……。

ミネラル分には、必須ミネラル、カリウム、マグネシウム、鉄、亜鉛などが十二分に含まれている。すべて現代人に欠乏しているミネラルばかり。

だから研究者たちは、その朴訥《ぼくとつ》な見掛けの〝芋〟を、最高の天然サプリと絶讃するのだ。

諸氏諸姉は、テレビCMなどを通じてさまざまなサプリにはまっていることと思う。

しかし、ほんものは身近にあり。菊芋こそ、世界各国で伝統的な薬効植物であり、多くの研究機関で医学的に奇跡の薬効が証明されている。

高いカネを払っている愛用サプリにおさらばしよう！

この〝天然サプリ〟へのシフトをおすすめする。

糖尿病は少食と「菊芋」で劇的に治る

●血糖値一〇日間で激減

菊芋は、食べるだけで糖尿病を劇的に治す。だから、別名〝天然のインスリン〟――。

『菊芋の驚くべき効能』（高橋玄朴著、いしずえ社）は、糖尿病患者なら必読だ。

■食べるだけで全員・糖尿病が劇的に改善

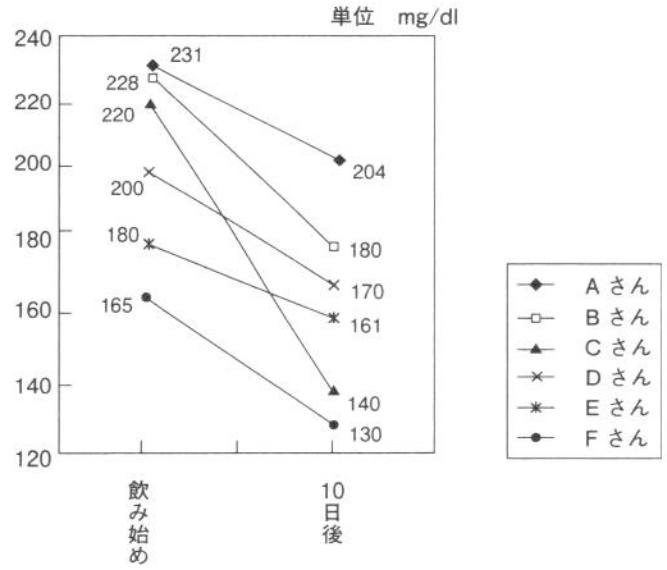

（注）血糖値は mg/dl の単位で表されます。1デシリットルの血液中に何ミリグラムのブドウ糖が含まれているか、それが血糖値です。
正常人の空腹時で1デシリットル当たり 80～110 ミリグラムくらいが健康な状態で、それ以下だと低血糖、以上だと高血糖とされています。

図6–4
出典：『菊芋の驚くべき効能』

■見かけは朴訥だが効果抜群・天然サプリ

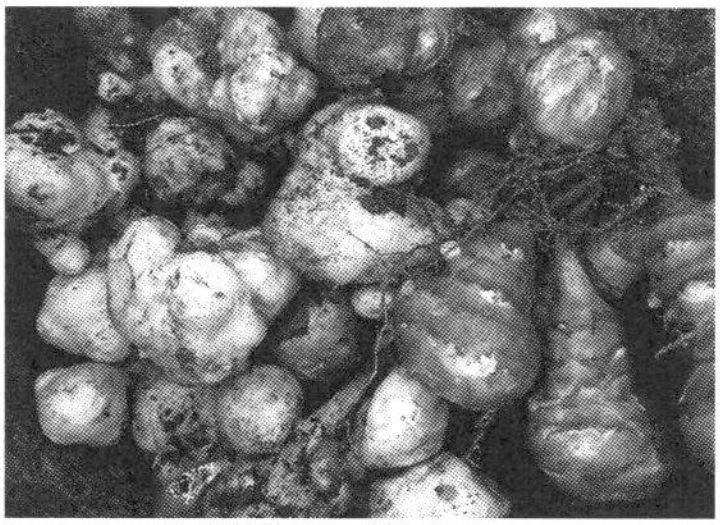

写真6-3

菊芋は、外見は武骨だ。なんの変哲もない(写真6–3)。

しかし、それは糖尿病に悩む万人には、〝奇跡のクスリ〟なのだ。

菊芋は欧米医学界でも、「糖尿病に驚異的効果がある」「糖尿病の合併症にも著効」と注目されている。さらに……「アメリカでは、消化器系のガンに効果がある、ドイツやフランスなどでは、『肥満の解消に有効だ』と、一般的に認識されています」(同書)

まずは、論より証拠。図6–4は、六人の被験者に「菊芋エキス」を一〇日間飲んでもらった結果です。

一人の例外もなく、全員の血糖値が劇的に下がっています。

糖尿病の指標(マーカー)に〝HbA1c〟があります。数値が高いほど重度の糖尿病です

■血糖効果剤は今すぐやめろ！菊芋こそベスト！

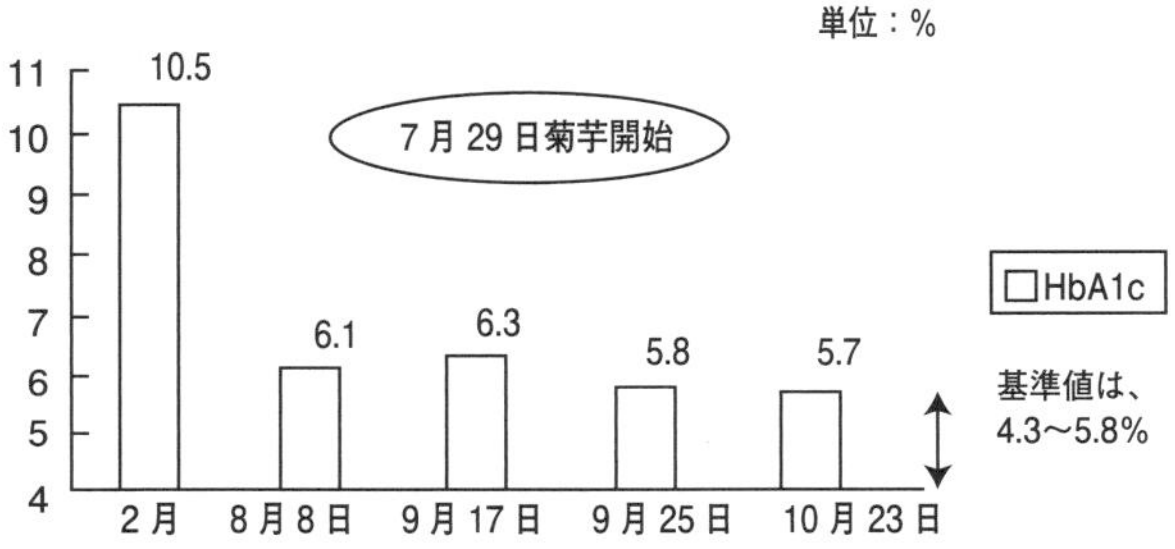

図6-5

（基準値四・三〜五・八）。

ある被験者の二月の値は一〇・五。そして、七月二九日に菊芋摂取を開始。すると、一〇日間で数値は六・一と四割も改善しています（図6−5）。

●血糖降下剤すぐ止めろ

その効果は、医者が処方する血糖降下剤など足下にも及ばない。しかも、化学薬剤は全てに毒性（副作用）があります。代表的な血糖降下剤〝ジベトス〟の副作用を見てみましょう。

同薬の〝医薬品添付文書〟には、「使用上の注意（警告）」として、「重篤乳酸アシドーシス（酸血症）あるは低血糖症を起こす」とある。

アシドーシスとは別名「酸血症」と呼ばれ、「血液が酸性に傾く」病気です。それは「急死する場合もある」恐ろしい病気なのです。具体的症状は▼悪心《おしん》、▼嘔吐、▼腹痛、▼倦怠感、▼筋肉痛、▼過呼吸……。

血糖降下剤〝ジベトス〟の重大副作用は、それだけではない。

服用によって引き起こされる可能性のある低血糖症の症状として、▼顔面蒼白、▼頻脈、▼発汗、▼振戦（ふるえ）、▼頭痛、▼視力減退、▼複視（二重に見える）、▼けいれん、▼昏睡、▼異常行動……。

しかし、天然の菊芋には、これら副作用は皆無です。

■菊芋は有効成分・栄養成分が満載

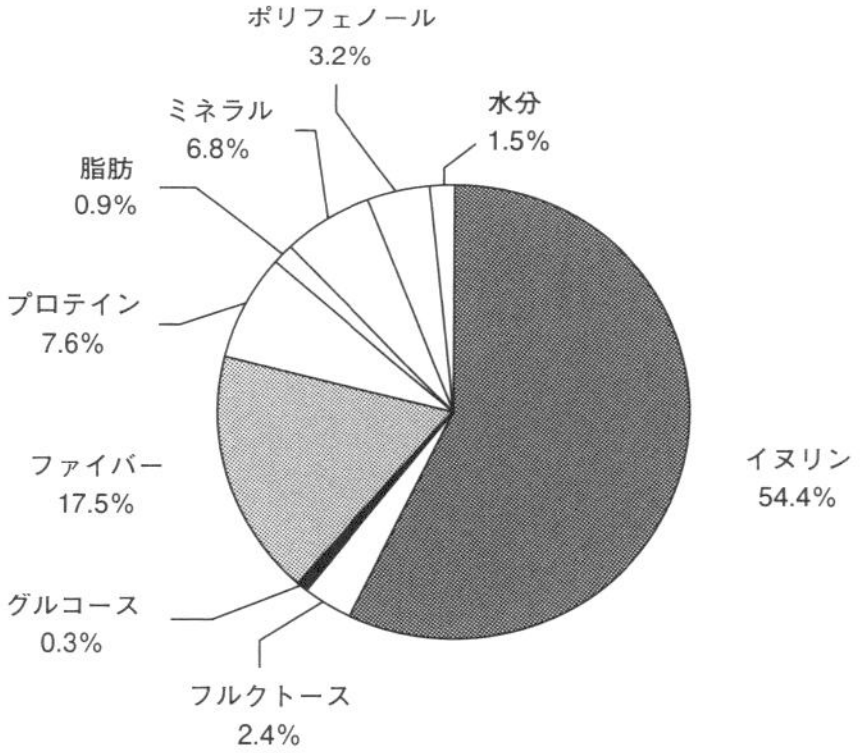

図6-6　菊芋乾燥パウダーの成分表

●有効成分〝イヌリン〟パワー

糖尿病に対する、菊芋驚異のパワー。その秘密は、どこにあるのでしょう？

図6-6は、「菊芋」の成分です。きわめて栄養豊富な完全食です。

中でも半分以上を占める〝イヌリン〟に注目です。

〝イヌリン〟とは――。

様々な植物によってつくられる多糖体（繊維質）。炭水化物の一種だが、でんぷんと異なり、ヒトの消化器では分解されない。

大腸の腸内細菌によって初めて代謝される。

菊科の植物の地下茎などの多くふくまれる。
その健康効果が凄い。
①血糖値上昇を抑え合併症を防止
②便通をよくし便秘を解消
③糖質・脂肪の吸収を抑制し肥満を防ぐ
④塩分吸収を妨げ血圧を安定化
⑤発ガン物質を排泄しガンを防ぐ
⑥脂肪吸収を低下させ血液をサラサラにする
⑦シミ・そばかすを消し美肌に
⑧細胞を若返らせ老化を防止する
⑨尿の排泄を活発にする
⑩精力を旺盛にする――

白砂糖は猛毒！ 血糖値の〝ジェットコースター〟

●吸収速度が速すぎる

「――糖尿病患者は、糖質制限しなさい」

医者は、必ずこう言う。これはまちがいだ。糖質にも、悪い糖質と良い糖質がある。

悪い糖質とは、吸収速度が速い糖分をいう。最悪は白砂糖だ。その成分ブドウ糖の吸収速度はすさまじい。消化器からアッというまに吸収され、血糖値をアッというまもなく上昇させる。

これに、すい臓が慌てる。急上昇を抑えるため慌てて血糖値抑制ホルモン、インスリンを放出させる。すると血糖値は急降下する。そして、必要レベル以下まで下がる。

すると、こんどは血糖値を上昇させるため、副腎から血糖値増加ホルモンのアドレナリンが放出される。すると、またもや血糖値は急上昇……。なんとも気忙《きぜわ》しいことになる。

これが、俗にいわれる血糖値の〝ジェットコースター〟……。

この上下動をくりかえすうちに、すい臓が疲れきってインスリンを分泌できなくなる。

すると、とうぜん血糖値が高いままになる……。これが、糖尿病になるしくみです。

だから、その原因をたどると、そもそもは消化吸収の速いブドウ糖に行き着くのです。

だから、――**白砂糖は猛毒**――といわれるのです。

●三悪、①白米、②白パン、③白砂糖

われわれは日ごろ、白米、うどん、ラーメンなどをあたりまえのように食べています。

それらは精白した炭水化物です。だから、白砂糖に似て吸収スピードが速い。

俗に――三白三悪――とは、①白米、②白パン、③白砂糖を指します。

だから、これらをいただくときは、すりゴマを振り掛けたり、全粒粉パンに代えたり、黒砂糖に替えるなどの工夫が必要です。

毎日の食事をふりかえってみましょう。〝白モノ〟ばかりではないですか？

それが体調不良や糖尿病につながっているのです。

それに対し菊芋は、主成分〝イヌリン〟が胃や小腸ではまったく消化されない食物繊維なので、糖の吸収スピードをゆっくり抑えてくれるのです。

菊芋愛用をきっかけに、食卓も見直してみましょう。

●「ワタミ」も取り組む菊芋普及

スーパー薬効に注目して、世界各国で菊芋の研究が進められています。

しかし、日本では政府も厚労省も医学界も知らんふりです。

たかが、〝芋〟で糖尿病が治ってもらっては困る。それが、ホンネなのです。

しかし、民間では菊芋パワーにめざめた人たちが活動しています。

市民グループ「菊芋研究会」など、普及と啓蒙に地道に活動を続けています。

さらに注目なのは、ワタミの取り組みです。

居酒屋チェーンで知られる「和民」が、なんと菊芋普及に本気で取り組んでいるのです。

同社は、二〇〇二年から有機農業に取り組み続けている。

その成果の一つが菊芋なのだ。取り扱っているのは「菊芋茶」。

「……健康のために継続して取り入れるなら、原材料にもこだわりたい。だからこそ、ワタミオーガニックの『有機きく芋茶』は、土づくりや栽培に手間をかけた国産有機きく芋を一〇〇％使用し味わいも安心も重視しています」（同社HPより）

必読！『食べなきゃ治る！糖尿病』

●一日一食で完治、視力二・〇

糖尿病が気になる方に、もう一冊おすすめ。拙著『食べなきゃ治る！糖尿病』（ビジネス社）。これ一冊で糖尿病は治る、と言っても過言ではない。

一五年間、毎日インスリン注射を朝、昼、晩、三〇ミリ欠かせなかった岡田正史さん（六二歳）は、たまたま私の著書『3日食べなきゃ、7割治る』（ビジネス社）を本屋でみつけ「これだ！」と直感。それから、一日一食にした。最初はおなかと背中がくっつくかと思うくらいにお腹が空いた。

しかし、一週間もすると「空腹感が心地好くなった」。

こうして、岡田さんは毎日の三食を一食にするだけで、たった半年で悩みの糖尿病を完治させた。七三キロもあった体重も二〇キロ近くしぼって、衰えていた視力は二・〇に改善した。

■肉好きは約４倍糖尿病で死亡する

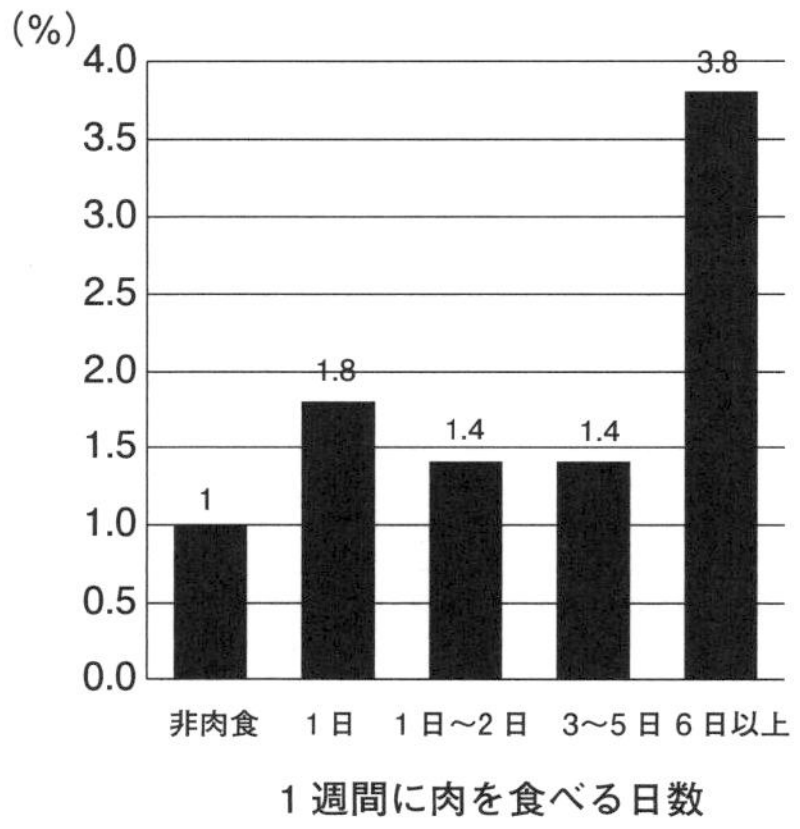

図6-7　糖尿病による死亡と肉食頻度の関係
出典：『新版　ぼくが肉を食べないわけ』

そもそも、糖尿病の原因は過食である。だから、食べなきゃイヤでも治ります。

さらに、菊芋という天然サプリを併用すれば、さらに劇的に回復することはまちがいない。

●糖尿病5つの原因

これに対し、日本の糖尿病学会は、「糖尿病は治らない」「原因は不明」「三食しっかり食べろ」「糖尿病は遺伝する」（嘘！）、「肉はしっかり食べろ」……と、メチャクチャ。週に六日肉を食べる人の糖尿病死は三・八倍！（図6-7）

だから、この学会は、完全に狂っています。

糖尿病の原因には、①過食、②ストレス、③運動不足、④動物食、⑤白砂糖の五つがあります。

しかしこれは、医学の教科書（『糖尿病学』糖尿病学会編著、高橋書店）には、まったく書いていません。

だから日本の医者は致命的に無知なのです。はやくいえば馬鹿です。通う患者も同じです。

「子宮ガンが消えた！」幻の白サツマイモ

●ブラジル野生種〝シモン一号〟

〝シモン芋〟――聞いたことのある人は皆無でしょう。

これは、サツマイモの原種です。

白い色をしているので別名、白サツマイモ。専門的には「シモン一号」と命名されています。

ブラジルの現住民が食べているというから、まさにサツマイモのルーツ。

研究者たちは、その土地の人たちがいたって健康で病気にかかりにくいことに注目した。

たとえ病気になっても、きわめて回復が早い。

そこで常食している白サツマイモに着目した一人の学者がいる。それが、ブラジル大学のシモン教授。その栄養分析から健康効果まで、地道に研究を重ねて世に発表した。

そのためこの野生種イモは、教授の名前をとってシモン一号と命名された。

●ガン・白血病に生汁が効く

わたしのところにも、支援者の方から種芋が送られてきた。五、六月頃が植え時という。

「……先生に、元気で活躍してほしいから」と、電話の向こうの女性の声もやさしい。

はじめは、「なんじゃ？　このイモ」と手にとってみる。ずしりと重たい。

日本に入って来たのは昭和六〇年代。台湾の医師、陽天和先生が、高知県宿毛市の診療所に赴任するさい、先にブラジルに渡って、シモン教授から種芋を二個分けてもらってきたことによる。

専門書の解説では――。

「……先生は宿毛市でシモン一号を栽培しながら、患者に使ってみて、その効用について論文を発表しています」

それによると――〝シモン一号〟は「天然ビタミンKを多量に含む」「止血効果がある」「ガン、とくに小児ガン・白血病に効果がある」「予防にも治療食としても、はなはだよい」「生汁がとくに有効である」（論文より）

●血圧、肝臓、腎臓、万病に効果

さらにその「薬効」は、①解毒、②利尿、③抗菌、④抗炎症、⑤免疫促進、⑥血圧降下など。常食していたブラジルの現住民が壮健であったことも、うなずける。

薬局に行くくらいなら、〝シモン芋〟を菜園で栽培したほうがかしこい。

わが家でも、種芋から育つのが楽しみだ。送り主に感謝である。

白サツマイモの薬理作用は、これだけにとどまらない。専門書によると――。

「……ガンが一番。血圧、肝臓、腎臓などにも効き、体全体を改善します。糖尿病にも。アレルギー、アトピー、神経痛、歯痛にも効く。手術前の止血にも効果がある。手術にもよるが、〝シモン一号〟を飲んで手術すると出血が少ないので、あとで輸血しなくてすむといいます。血管の強化にも効く。紫斑病の人も日ごろから食べておきたいものです。子宮ガンがある、といわれた人が『ガンに〝シモン一号〟がいい』と聞いていたので、食べていたところ、再検査を受けたら『ガンがない！』といわれたそうです」

●来るか⁉　白サツマイモ健康法

日本人は、ほとんどがお初におめにかかる白サツマイモ。

まさに、食用ではなく薬用として愛用したい。その方法は——。

「まったく美味しくないので、焼き芋やふかし芋には向かない」には、笑ってしまった。

「スティック状に切ってパリパリ食べる」「スライスしてサラダに入れる」「おろし金で下ろしてすぐ食べる」。醤油、ゴマ油などで味付けしてもよさそう。

専門家のアドバイスは、一日に食べる量は、生なら一〇〇グラムで十分。

ただし、治療に使うときは、二〇〇グラムは摂取したい。

ちなみに、〝シモン芋〟の葉っぱにも薬効があるので、乾燥させて〝シモン茶〟としていただいたり、ご飯のふりかけにすれば、シモン健康ライフも完璧となる。

この白サツマイモ健康法、これからブームに火がつきそうな予感がする。

——以上。たかが芋、されど芋。芋にもいろいろあるものです。

見かけはみんな無骨、朴訥だが、思わぬ薬効・著効にはほほえんでしまう。感謝して、ホックリお芋をいただきたい。

まさに、身近にお宝あり……！

第７章　「味噌」「醤油」命を養う〝医者殺し〟

――熟成味噌、杉樽復活……伝統造りに回帰せよ

世界でも注目の味噌、その秘密を探る

●味噌汁一杯、〝医者殺し〟

味噌汁は、昔から――一日一杯、〝医者殺し〟と言われてきました。

物騒な言い方ですが、それだけ味噌は身体の養生に効果があったのです。

最近、味噌の健康効果が見直されています。

それも、世界的に……医学界から注目されているのです。

和食が世界でもっともヘルシーであることは、もはや常識です。

研究者たちは、そのヘルシーさのメカニズムに着目しているのです。

和食の奇跡の健康効果の秘密は何か？　その鍵が大豆であることは、すでに述べました。

「大豆」がもっともガンを防ぐスーパー食材だった。これだけでも、日本人は誇るべきです。

加えて、「肉食」はガン、心臓病、糖尿病まで多発させるキラー食材でした。

肉好きの人は、気分がよくないでしょう。しかし、これはレッキとした事実なのです。

「好き」だの「嫌い」だの、言ってるばあいではない。

あなたは、①白髪、②ハゲ、③シミ、④そばかす、⑤腰曲がりで、はやばやと老けて死にたいですか？　そうではないでしょう。なら「毎日、肉食べたい！」とだだっ子のようなことを言っているばあいではない。あなたは立派な大人なのだから、自分の身体と健康に責任をもちなさい。

せっかくこの世に生まれたのです。天寿をまっとうして幸せな人生の日々を送りましょう。

六〇年で一〇〇歳超が六〇〇倍のミステリー

●日本の一〇〇歳以上九万人！

そのためには、食べてよいもの、食べてはいけないものを、再チェックしましょう。
まずは、本書の初めに書いた医聖ヒポクラテスの言葉を頭にたたき込むこと。
「……正しい食事と休養を行えば、一二〇歳まで生きることは可能である」
ではじっさい、日本には一〇〇歳以上の高齢者が、いったい何人いると思いますか？
なんと九万二一三九人……！（令和五年九月一二日現在、厚労省資料より）
その変化に着目してみましょう。

一〇〇歳以上の高齢者の数は、老人福祉法が制定された昭和三八年（一九六三年）には全国でわずか一五三人でした。

それから、六〇年で約六〇〇倍……！　信じられない爆増ぶりです。

七〇歳でも古希（古来希れなり）といわれたのに、一〇〇歳以上が九万人超……。

いったい何が原因なのでしょうか？

●戦中戦後一億総ファスティング

この質問にかつて、笑いながら答えてくださったのが森下敬一博士（前出）。

「……育ち盛りに、ひもじい思いをしたからですよ……（笑）」

森下先生は、戦時中は小学生で、授業はそっちのけで学徒動員で働かされた、という。

「とにかく、食べるものがない。おかゆもご飯粒を数えられるほどだった」

だから、何度も空腹で気を失った、という。今の若い人たちには考えられないだろう。

「とにかく、腹がへって、腹がへって……。だから医者や学者はこう言った。『戦中戦後に栄養失調で育った世代は、四〇代、五〇代くらいまでしか生きられないだろう』」

ここまで言って森下先生は、にっこり笑った。

「……ところがね。育ちざかりに、あんなに腹を空かしてた僕たちが、九〇歳までピンピン生きてるんだ」

それは、なぜか？

「……『断食』効果でしょうね。動物実験でもカロリー制限したほうが、長生きしている。つまり、戦中戦後の日本は、国をあげてファスティングしたようなもんだ（笑）」

●「食べない」ほど長生き

第1章で触れたように、カロリー制限すると動物から昆虫、単細胞の生物まで、寿命は一・五～二倍伸びている。

つまりヨガでいう「食べる工夫でなく、食べない工夫」が寿命を延ばすベストの方法だった。

現在九万人超もの百寿者は、例外なく、育ちざかりにひもじい思いをした戦中派です。

「カロリー制限」実験結果と比べると、なるほどとうなずける。

「空腹」こそ最高の「栄養」――まさに、生命の皮肉なパラドックスというべきでしょう。

「食べる工夫でなく、食べない工夫をしろ」

空腹こそ最高のパワーと栄養源という古代ヨガの教えを、もういちど心に刻みたい。

「熟成味噌」は、風味、栄養、効果がケタ外れ

●発酵・熟成の奇跡の効果

さて——。話題をテーマの味噌に戻しましょう。

味噌の原料には三種類の穀物が使われます。大豆、米、麦です。原材料により「豆味噌」「米味噌」「麦味噌」と区別されます。

味噌造りをかんたんに説明すると、これら原材料を煮て、塩と麹にまぜて熟成させるのです。

麹はカビ菌の一種で、大豆、米、麦を栄養源に繁殖します。これを発酵・熟成と呼びます。この糀菌の働きで、原材料にはもともと存在しなかったさまざまな栄養成分、風味成分などが生成されるのです。

塩分が少ないと「甘口」味噌、多いと「辛口」味噌となります。

熟成とは、仕上がった「味噌」を一年、二年……と、寝かせることです。

この間にも糀菌など微生物の働きで風味、栄養価はさらに増します。

■味噌は熟成するほど風味・栄養が増す

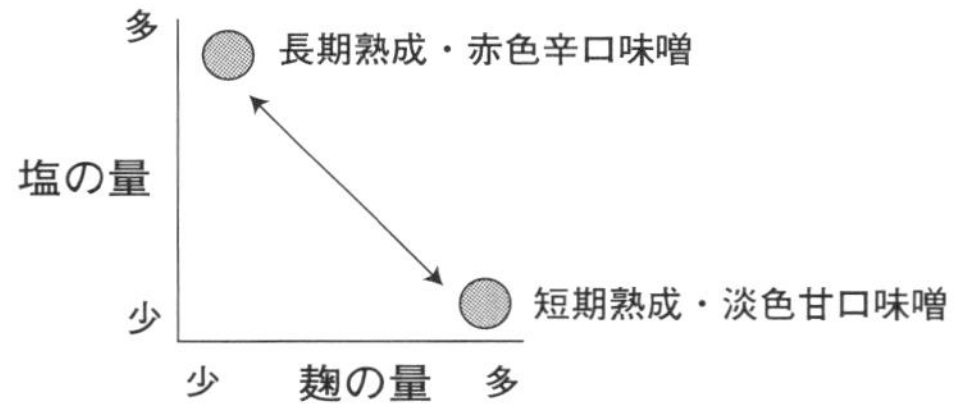

図 7-1　配合による味噌の種類

●『風の谷のナウシカ』誕生の地

わたしは、奥武蔵の民宿「西山荘」の「手作り熟成味噌」を愛用しています。同宿の愛称は〝笑美亭《わらびてい》〟。実はこの宿は知る人ぞ知るレジェンドを秘めています。

あのアニメ工房、スタジオジブリの創世期エピソード。宮崎駿氏の名を世界的に高めた傑作『風の谷のナウシカ』。そのストーリー、シナリオを、宮崎さんがスタッフと合宿して構想したのが、この西山荘なのです。つまり『ナウシカ』生誕の地。

世界の宮崎アニメファンにとって、〝笑美亭〟は「聖地」といえます。

訪れると山荘風のたたずまい。玄関で靴を脱ぐと、宮崎駿さん直筆のナウシカが出迎えてくれます。ご主人は、あえてこのレジェンドに触れることなく、普通の民宿としてお客様に接しています。宿のHPでも一切触れていないので、靴を脱いで初めて知った……という驚きの声。

アニメファンなら、この奥武蔵のひっそりとした聖地に足を運んでみるのも、いい思い出作りになるでしょう。

熟成味噌はダシいらず、手間いらずで、逆におトク

●もう市販の味噌は買えない

ナウシカとともに注目して欲しいのが〝笑美亭〟熟成味噌——。

■二〜三年熟成味噌！もうスーパーの味噌は買えない

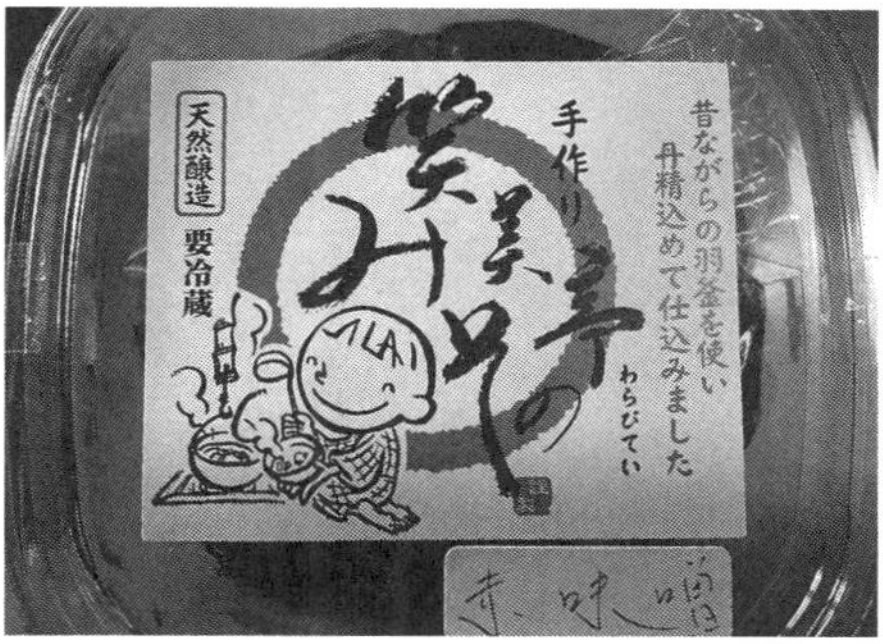

写真 7-2

そこには「天然醸造」「昔ながらの羽釜を使い、丹精込めて仕込みました」と亭主のメッセージ。この味噌を目当てに来る宿泊客も多い。

昔ながらの味噌造りも見学できるが、そこでもこだわりが。「申し訳ないのですが……」と亭主は断りつつ、味噌醸造部屋への女性の立ち入りを断っている。味噌造りは微妙な微生物の働きによる……というのがその理由。昔の酒蔵などでも、かつては女人禁制だった。それは差別でなく、微生物への微妙な影響を配慮してもの。このこと一つとっても、ご主人の味噌造りへのこだわりが感じられる。

そして、細心の配慮で完成した二〜三年熟成味噌――。

それを一口でも味わうと、もうスーパーで買った味噌は、まったく食べられなくなります。

それほど、風味が圧倒的に違います。まず、味噌のパワーが違う。

●ダシの手間暇が……

味噌汁づくりで頭を悩ますのがダシである。ある人は「前の晩からコンブと干ししいたけをコップの水に浸けて冷蔵庫で準備しておく」。またある人は、「煮干しの腹わたを取って、一晩コップの水に入れておく」。

カツオと昆布ダシは贅沢だ。削りたての花カツオを煮出して布でこす。

それに、一枚昆布を加えて加熱し、掛け合わせて一番だしとなる。

こうなると、まさに高級料亭と同じ。二手間、三手間かけた分だけ、至高の出汁《だし》となる。

しかし、かかる原価も至高となる。

「毎朝の味噌汁に、そんな手間かけられないわよ！」で普及したのが、味の素の〝ほんだし〟。

これにはずっこける。

「……エッ、本物のだしでしょ？　だって〝ほんだし〟じゃん」。こうなるとコントである。

こういうひとは、〝ほんだし〟主成分がグルタミン酸ナトリウム（味の素）で、それは生理学的にも危険視されている神経毒であることを、まったく知らない。

「エッ！　味の素はアミノ酸でしょ？」。これも無理はない。味の素社は、アミノ酸（グルタミン酸）の金属（ナトリウム）化合物を、ＣＭで堂々と〝アミノ酸〟と宣伝してきたからだ。

日本最大級の食品メーカーが、白昼堂々とこのような詐欺ＣＭを全国に流し続ける。

まったく、日本は恥ずかしい国に落ちぶれてしまった。

「熟成」味噌以外、買ってはいけない、使ってはいけない

●味噌文化グレードアップ

つまり、何を言いたいのか。

〝笑美亭〟などの熟成味噌なら「ダシはまったくいらないよ」ということだ。

なんと〝笑美亭〟二〜三年熟成味噌は、味噌汁を作るとき、まったくダシがいらない。増大した酵母菌などで、お湯に溶くだけで立ち上がる濃厚な風味と香り。これはたまらない。味噌を溶くだけ、ダシいらずなのだ。

天然ダシにこだわる人向けに、今は「粉末天然だし」なども売られている。カツブシ、しいたけ、煮干し粉末などで、紙パックに入っている。味の素にくらべればはるかに良心的だ。

しかし、やはりお金と手間はかかる。これらを考えると、二〜三年熟成味噌は、少しお高くても、けっきょくは全然おトクということになる。

さらに、熟成で微生物パワーもアップしている。

健康効果もスーパーなどで売られている味噌より格段に優れている。

それと最近、大手味噌メーカーが「粒みそ」をＣＭしている。

「スプーンですくってパラパラ！」。なるほどお手軽だ。
しかし、これで作った味噌汁はインスタント味噌汁と変わらない。
こちらはお手軽でも、風味、香り、栄養、健康効果までお手軽になってしまう。
結論からいえば、熟成味噌以外は、買ってはいけない。使ってはいけない。
すると、速成味噌や即席味噌は売れなくなる。
そうすればメーカーも本気で二～三年熟成を考える。その結果は素晴らしい。
日本に出回る味噌は、風味、栄養、健康効果ともに、今の数倍はアップする。
そうなれば、世界に誇るスーパー調味料は、さらなる飛躍を遂げるのです。

「桶造り」が滅びると「伝統食品」も滅びる

●桶業者は今や日本で一社とは

さらに、「味噌」「醤油」文化を引き上げる秘訣――。それは「木桶《きおけ》」の復活です。
二〇二四年五月、岐阜市の味噌・醤油メーカー、山川醸造を訪問。
ちょうど桶開きの見学日に当たり、貴重な見学をさせていただいた。
同社は、伝統の〝杉桶仕込み〟にこだわっていることで有名だ。
醸造蔵にびっしり居並ぶ杉桶は壮観。背丈三メートル余。

社員の説明。「今では桶作り業者は日本で一社しかありません」。

これには驚いた。

味噌、醤油、日本酒……発酵食品は、まさに日本文化の土台だ。その発酵を支えてきたのが「木桶」である。

■すべて杉俺、杉桶……山川醸造の蔵は壮観

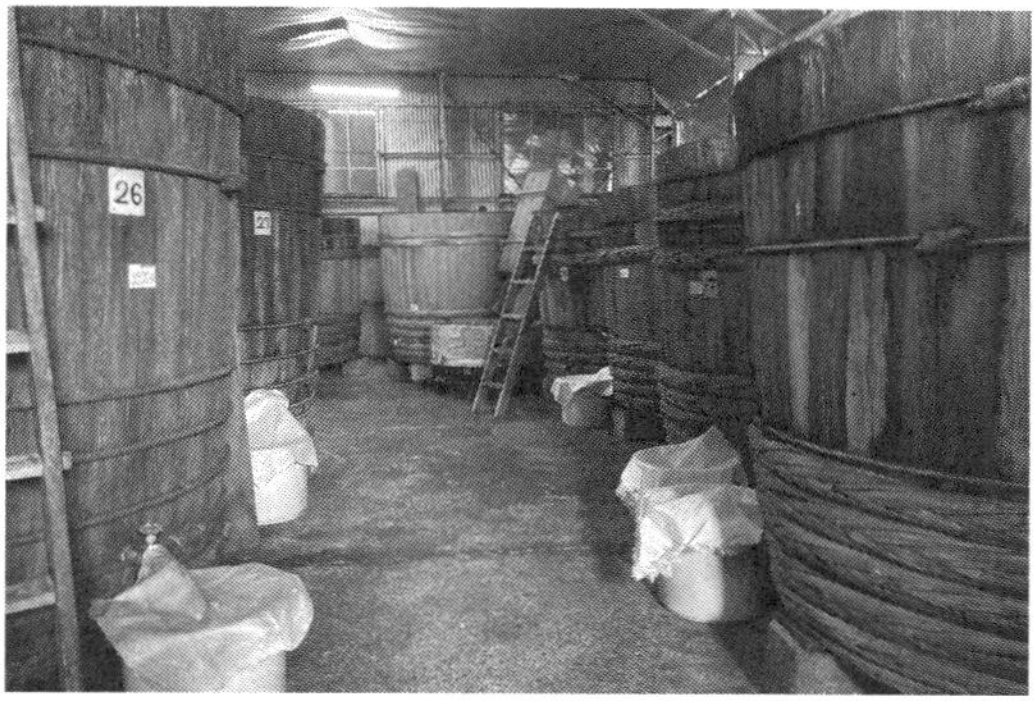

写真 7-3

その桶産業が風前の灯……ということは、日本の食文化も風前の灯といえる。

「……だから、私たちは桶造りプロジェクトを発足させたのです」

これは、心強い。

「杉桶を使う地場産業から、ぎゃくに木桶造りの動きが台頭してきたのです」

●〝蔵付き酵母〟〝桶付き酵母〟

なぜ、発酵産業に木桶が欠かせないのか？

そして、なぜ伝統食品の製造現場から木桶が消えていったのか？

ここに、俗に近代化と呼ばれるトレンドの落とし穴が

ある。

「味噌」「醤油」「清酒」などの醸造企業の現場では、戦後、近代化の名のもとに、設備も近代化していった。

まずは、古風な酒蔵造りの和風建築が、次々と取り壊されていった。

そして、鉄筋コンクリートの近代ビルに生まれ変わった。すると、何が起こったか？

古来、酒や味噌造りの建物では、その蔵独特の酵母菌が棲み着いていた。杜氏や蔵人は、それを〝蔵付き酵母〟と呼んで珍重した。

そして、おのおの杉桶にも、当地の酵母菌が育っていた。これを、〝桶付き酵母〟と呼ぶ。

これらはいうまでもなく、その醸造蔵独自の風味、香りを生み出していた。

「木桶」造りは薫り立ち、「ホーロー」容器は香りなし

●殺菌、消毒の近代化とは

食品産業において、近代化とは別名〝衛生向上〟である。

それは、はやくいえば〝清潔化〟。あっさりいえば〝無菌化〟だ。

まずは、生産現場から雑菌、黴菌をなくさなければならない。

それこそが生産上の失敗、〝腐造〟の引き金となる。あるいは食中毒を引き起こす。

だから、醸造場の無菌化イコール近代化であった。

そこで強行されたのが、徹底した殺菌処理である。当初は殺菌剤などで徹底消毒した。

すると、雑菌も殺したが、有益菌も殺した……という悲喜劇が起こった。

さらに、近代建築と徹底殺菌は、従来の〝桶付き酵母〟や〝桶付き酵母〟までも殲滅《せんめつ》した。

だから、清酒醸造では、わざわざ国税庁が保管する「国選酵母」を入手して醸造するのが当然、という時代になっている。同じことが「味噌」「醤油」製造現場でも起こっている。

●桶付酵母に無知の悲喜劇

山川醸造の説明には、ナルホド……と、うならされた。

「……近代化で、ほとんどの業者が発酵タンクをステンレスやホーローに替えました。すると、木桶と仕上がりが違う。まったく同じ原材料、同じ工程で味噌・醤油を造っても、木桶では独特の香りが立ちます。ところが、ステンレスやホーロータンクでは香りがまったく立たないんです」

香りが立たなければ、発酵文化は成り立たない。

「・・・・桶付き酵母がいないからでしょう？」

私が言うと、ニッコリうなずいた。

「そうでしょうね。だから、僕たちは木桶プロジェクトを発足させたのです」

●希望の木桶プロジェクト

このプロジェクトは、若者たちの一種ボランティア活動だ。「木桶」職人に弟子入りして「桶造り」の基本を一から体で学ぶ。こうして、消えかかった日本の発酵文化の灯は守られた。

最後に聞いてみた。

「この大きな杉桶は、いくらするのですか?」

「一〇〇万円ですね……」と見上げながら答える。

木桶は使い始めると何十年ももつ。さらに、独特の「桶付き酵母」が育って、個性ある風味、芳香を放つ味噌、醤油が育つ。それは消費者を魅了し、売上に貢献してくれる。

まさに木桶の復活は、伝統食品産業の復活につながる。

われわれも、業者を選ぶとき「木桶仕込み」かどうか、チェックを忘れないようにしよう。

それは、杉桶に独自の酵母菌などが棲み着いて、個性的芳香を放つ。

まさに超一級品であることの証しともなる。

味噌には放射能障害を打ち消す奇跡の効能がある

●迷信と嘲笑ったマスコミ

味噌の効能で特筆しておきたいのが、放射能の除去効果だ。

かつてチェルノブイリ原発事故が起きたとき、日本の市民団体が支援物資で大量の味噌を送った。「味噌には放射能を除去する効果がある」と、体験的に知られていたからだ。

ところが、日本のマスコミは、これをヤユ冷笑する記事を書き立てた。

「迷信を信じて味噌を送るとは！」「科学的根拠もない軽率さ」「国際的に恥ずかしい」。

そういう論調で、「味噌の放射能除去は都市伝説」と切って捨てたのだ。

しかし、笑い者になるのは、日本のマスゴミのほうだ。

味噌に放射能の害を防ぐ効用があることは、科学的・医学的にも証明されている。

私は『放射能生活の注意事項』（三五館）で、詳しく書いた。

これは、３・11東日本大震災による原発事故とその後の放射能対策への〝教科書（テキスト）〟としてまとめたものだ。

●いくらもある放射能対策

この本で列挙したのは、味噌の効用だけではない。

①米のとぎ汁：成分のマクロファージとしての乳酸菌が放射性物質を食べてくれる。

②同族元素：天然ヨウ素を摂取しておけば放射性物質「ヨウ素１３１」吸収を防ぐ。

③ビタミンＣ：放射能はフリーラジカルを発生させるが、抗酸化作用で消去できる。

④**水素水**：やはり、放射能が発生する活性酸素をマイナス電荷で中和し無力化する。
⑤**リンゴ繊維**：ペクチンは腸内をきれいにして、放射性物質セシウムを体外に排泄。
⑥**キトサン**：プラス電荷なので腸内のマイナス電荷の放射性物質を結合し排除する。

――このように、放射能汚染に対して対抗する手段は、いくらもある。

しかし、日本のメディアや学界は、なんら対応策は打ち出せない。それなのに、民間レベルの対応はことごとく否定して冷笑するのだ。

まあ、こいつらは悪魔に魂を売った連中だから仕方ないが、情けない。

●秋月式栄養論で原爆症を防いだ！

「味噌」の奇跡――。それとリンクする歴史的エピソードがある。

それが「長崎の奇跡」だ。

「……原爆の爆心地から、わずか一・四キロの聖フランシスコ病院（当時、浦上第一病院）での感動秘話。同病院の秋月医師ほか全員が被爆したのに、だれも原爆症にならなかった！　担ぎ込まれた被爆者たちに、ワカメの味噌汁、玄米飯を与え、秋月式栄養論で対応したことが放射能障害を防ぐ決め手となったのです。それは医学的にも証明されています」（『放射能生活の注意事項』）

秋月式栄養論とは、塩、昆布、玄米、ワカメなどミネラル食品に、れんこん、だいこん、カボチャなどの陽性食品を加えると放射能対策となる、という考えだ。

「放射能の毒性は、陰性の毒である。だから、陽性食品でその毒を打ち消す。陰性の砂糖などは危険すぎる」（秋月医師）

これらは、東洋の陰陽思想を食養に応用したもので、きわめて理にかなっている。

塩をきかせた発酵食品の味噌は、まさに放射能毒性を打ち消すのに最適だった。

当時、同病院は、長崎市の味噌、醤油の倉庫となっていたことも幸いした。

●味噌、醤油、塩の効果

味噌だけではない。伝統食の醤油、食塩も見事に放射能障害を改善させている。

それを医学的に証明したのが広島大学（医学部）の研究者たちだ。

広島大学・原爆放射能医学研究者の伊藤明弘教授（予防腫瘍学）の実験では、実験用マウスに味噌、醤油、食塩、普通の餌を与えておく。次に強い放射能を照射して、各マウスの細胞（小腸粘膜幹細胞）生存率を比較した（図7-4）。

その結果は、一目瞭然。長崎原爆を生き抜いた秋月博士の正しさは、ここに証明されたのである。

明らかに味噌には、放射能障害を防ぐ効能がある。

■味噌、しょう油、塩の放射能除去が証明された

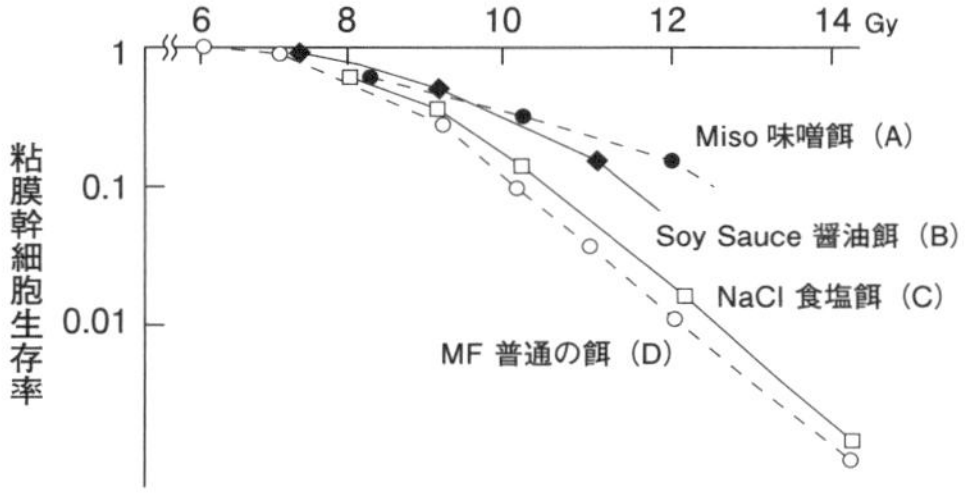

餌は、A　10%の乾燥赤味噌を含んだ餌［味噌餌］
B　10%の醤油を混ぜた餌［醤油餌］
C　Aに含まれるのと同濃度の食塩（約1〜2%）を含む餌［食塩餌］
D　オリエンタル酵母KK産のMF［普通の餌］
の4種類で、A、B、CはDを基材とした。

（『みそサイエンス最前線——放射性物質を除去するみその効果』より）

図 7-4　X 線照射後の小腸粘膜幹細胞の生存率比較
出典：『みそサイエンス最前線——放射性物質を除去するみその効果』

■日本のマスゴミよ、デマはお前のほうだ！

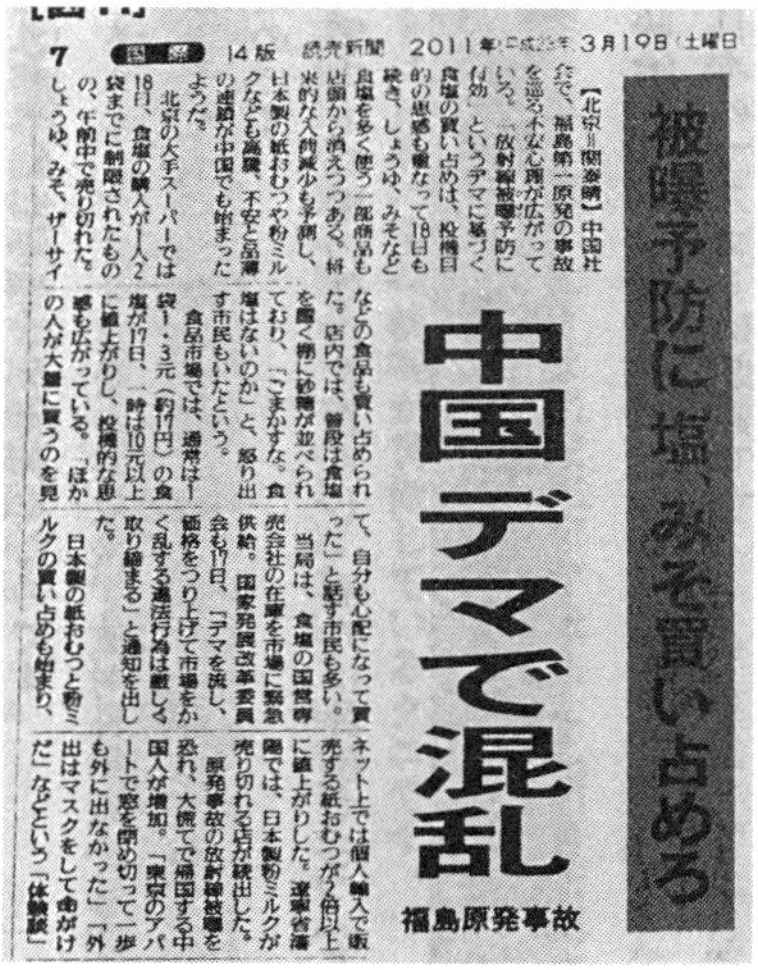

7　国際　14版　読売新聞　2011年（平成23年）3月19日（土曜日）

被曝予防に塩、みそ買い占めろ

中国デマで混乱

福島原発事故

【北京＝関泰晴】中国社会で、福島第一原発の事故を巡る不安心理が広がっている。「放射線被曝予防に有効」というデマに基づく食塩の買い占めは、投機目的の思惑も重なって18日も続き、しょうゆ、みそなど食塩を多く使う一部商品も店頭から消えつつある。将来的な入荷減少も予測し、日本製の紙おむつや粉ミルクなども高騰、不安と品薄の連鎖が中国でも始まったようだ。

北京の大手スーパーでは18日、食塩の購入が1人2袋までに制限されたものの、午前中で売り切れた。しょうゆ、みそ、ザーサイなどの食品も買い占められた。店内では、普段は食塩を置く棚に砂糖が並べられており、「ごまかすな。食塩はないのか」と、怒り出す市民もいたという。

食品市場では、通常は1袋1・3元（約17円）の食塩が17日、一時は10元以上に値上がりし、投機的な思惑も広がっている。「ほかの人が大量に買うのを見て、自分も心配になって買った」と話す市民も多い。

当局は、食塩の国営専売会社の在庫を市場に緊急供給。国家発展改革委員会も17日、「デマを流し、価格をつり上げて市場をかく乱する違法行為は厳しく取り締まる」と通知を出した。

日本製の紙おむつと粉ミルクの買い占めも始まり、ネット上では個人輸入で販売する紙おむつが2倍以上に値上がりした。遼寧省瀋陽では、日本製粉ミルクが売り切れる店が続出した。

原発事故の放射線被曝を恐れ、大慌てで帰国する中国人が増加。「東京のアパートで窓を閉め切って一歩も外に出なかった」「外出はマスクをして命がけだ」などという「体験談」

写真 7-5

だから、チェルノブイリ事故のとき味噌を送った日本の市民団体は、正しかった。

それを冷笑して、迷信と揶揄《やゆ》した日本のマスゴミは、文字通りゴミ以下だ。

その後もこんなことがあった。

『読売新聞』（2011年3月19日）は、福島第一原発の放射能対策として被曝予防に味噌を買い求める中国人に対して「デマで混乱」と揶揄中傷している（写真7-5）。

「デマはお前のほうだ！」と怒鳴りつけてやりたい。

そして、そんな新聞やテレビを信じきっている国民も、こう言ってはなんだが、ゴミ以下の生活だ。だから、猛毒の生物兵器、殺人ワクチンの行列に喜々として並ぶのだ。

このように、無知と〝洗脳〟ほど、ソラ恐ろしいものはない。

食物の塩付け保存から生まれた「醤《ひしお》」

●最初は「肉醤《にくしょう》」「魚醤《ぎょしょう》」

醤油と味噌とは、切り離せない。

「醤油」という言葉が登場したのは室町時代だ。

それ以前は「醤《ひしお》」と呼ばれていた。これは、一種の発酵調味料である。

古代の人々は、食物を塩に漬けて保存していた。そのとき、なぜか旨味と風味が増すことに気づいた。これが発酵食品の始まりである。この体験から試行錯誤を重ね、「醤」が生まれた。

「醤」の誕生は、紀元前の中国古代王朝にまでさかのぼる。

周王朝の古文書に、「醤」という単語が登場するのだ。

このときの「醤」は、肉や魚を原料とした「肉醤」「魚醤」と考えられる。

これらは、東南アジアなどでは、今も広く調味料として使われている。

現在の「醤油」の原形となる「穀醤」が現れるのは、紀元後になってからだ。

●およそ四〇〇年前に「醤油」登場

七世紀、飛鳥時代の木簡《もっかん》に「ひしほ」が登場している。このとき、中国から伝来したようだ。

「……平安時代末期から鎌倉時代にかけて武士が台頭し、争乱の時代が続きます。その中で都での『醤』づくりは衰退し、代わってつくりやすく、固形で兵糧にもなる味噌が調味料として使われるようになります。その後、再び『醤』が文書に出現するのは室町時代に入ってからです」

（キッコーマンＨＰ）

室町時代になると、「醤油」に似たさまざまな調味料が古文書に登場してくる。

「垂れみそ」「薄垂れ」「漿醤（シヤウユ）」「漿油（シヤウユウ）」「ひしおいり」……などなど。

そして、一五九七年、ようやく「醤油」という文字が登場する。

それでも醤油は、四〇〇年以上の歴史を誇る伝統調味料といえるのです。

もう、スーパーの市販醤油は買えない

●芳香風味は杉桶で決まる

味噌と同じく醤油の風味・芳香も、杉桶で決まります。

やはり、ホーローやステンレス桶では立たない奥深い香りです。

その芳香が「桶仕込み」では立ち上ぼるのです。

■「杉桶」の桶付酵母で芳香も異なる

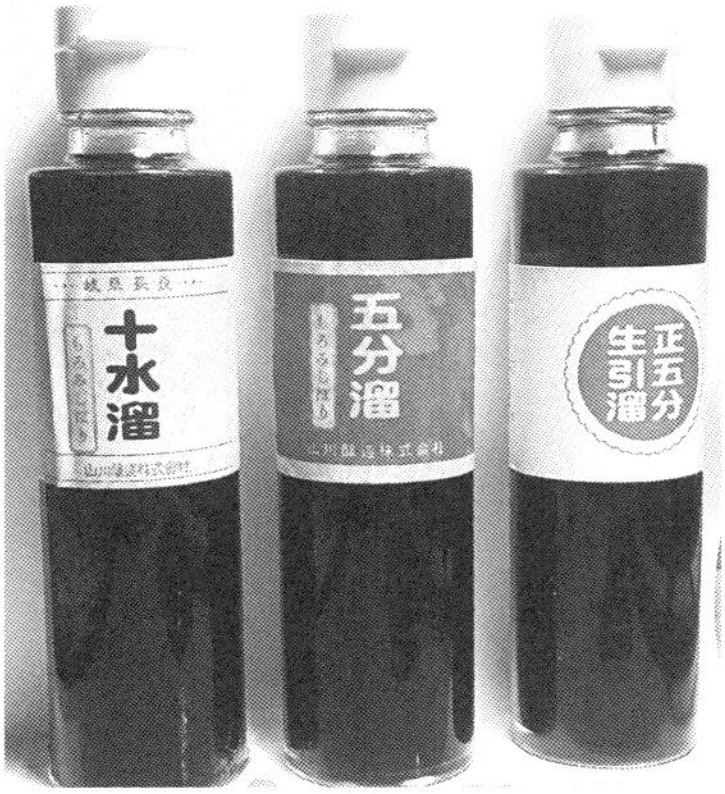

写真 7-6

「……なぜかわからない」と山川醸造の方も首をかしげる。

しかし、現実に「モロミ桶」の素材でホーロー製と杉桶では、まったく違った仕上がりとなる。

この事実を大手メーカーは認めたがらない。

なぜなら、かれらはとっくに醸造桶をステンレスなどに〝近代化〟しているからだ。

こうして伝統食品は、近代的工場で大量生産（マスプロダクト）されるようになった。

しかし、大手メーカーの醤油は、そこそこの風味があっても、感動させる芳香は立たない。

それは、昔ながらの木桶造りには絶対かなわない。

山川酒造で、三本の醤油を購入した。いずれも「溜醤油」（もろみしぼり）で濃口。左から「十水溜」「五分溜」「正五分生引溜」（各五〇〇円、要冷蔵）。
■**「十水溜」**：開けた瞬間に重厚ヘビーなもろみの香りが立ちこめる。楽器で例えるなら重低音の響きが魅力のコントラバスだ。
■**「五分溜」**：こちらは軽やか、華やかで強い芳香が立ち上ぼる。まったく異なる香りに感心する。
■**「正五分生引溜」**：「五分溜」に似て軽快だが、さらに晴れやかだ。舐めてみると、香りが鼻に抜けて実に心地好い。刺身などに最適だろう。

同じ溜り醤油なのに、これほど個性の差があることに驚いた。

共通するのは、各々の香りの奥深さだ。

醤油でこれほどの芳香が味わえるとは！　おそれいった。

社員の方も説明しておられたが、「ステンレスなどの桶では、この香りが出ない」。

やはり、杉桶に棲みついた「桶付き酵母」の絶妙なさせる技だろう。

味噌と同様、同じ感想を記すしかない。

一度、山川醸造の木桶醤油を味わったら、もうスーパーの市販醤油は、まったく買えない。

●醤油づくりに生きた職人魂

わたしは、ある人からいただいた醤油の素晴らしい芳香にびっくりしたことがある。

それは、瀬戸内海の小豆島の零細醤油蔵の製品だった。

これほど素晴らしい芳香の立つ醤油は、生まれて初めてだ。

その醤油を切らしたので、蔵元を検索して電話した。年配の女性が電話口に出た。

開口一番「醤油を買いたいのですが……」と切り出すと、「もう、造っておりませんせん」に、あぜん。「今まで出会った醤油で、これほど素晴らしい香りのものは初めてでです」と興奮していうと、「亡くなった主人も、それを聞いたら喜んだでしょうね……」。

ご主人が亡くなったことが廃業の理由だった……。

「……主人は、口癖のように言っておりました。『俺の醤油の香りは日本一だ』と……」

その製法を尋ねると、やはり杉桶仕込みにこだわっておられたという。

電話機を握り締めながら、そのお顔が眼に浮かぶような気がした。

香り高い醤油づくり一途に生きた職人魂が、胸に伝わってきた。

その清々しい誇り。いい人生だったのではないか……と、独《ひと》り思えた。

第8章 「海藻」は生命を養う〝海の野菜〟だ

――ガンを三分の一も減らす驚異の薬効食

「海藻」はガンを平均三五％防ぐ抗ガン食だ

●欧米人はなぜ食べない？

海藻は別名、〝海の野菜〟――。

とくに海洋民族である日本人にとって、日々の欠かせない栄養源です。

われわれは、あたりまえのように海藻を食卓に載せている。しかし、欧米人にとっては、これが信じられない。なぜかといえば、海藻はかれらにとって食物でないから。

日本では北海道など、昆布漁は風物詩でもある。

同じようにフランスなどでも海岸で昆布を収穫している風景を目にすることもある。

しかし、かれらは食料を採取しているのではない。

かれらは肥料を採取しているのだ。欧米人にとって海藻は、畑の肥料にすぎない。

西洋人たちにとって、日本人が昆布やワカメを食べるのを見たら「オー・マイ・ゴッド、日本人は〝肥料〟を食べている」とふるえあがるかもしれない。

それは、食習慣の違いだけではない。

白人には、もともと海藻消化酵素が備わっていない場合が多い、という。

これは、日本人に乳糖分解酵素が少ないことと共通する。

人種は、みかけだけでなく生理機能にもちがいがある。

●二三種に三五％超のガン阻止率

日本民族に海藻消化能力が備わっていることに感謝したい。

なぜなら、この〝海の野菜〟は、陸の野菜以上の薬効を秘めているからだ。

①**抗ガン作用**：すべての海藻を平均しても三五％もガンを減らす。
②**アルカリ食**：ヒトの体液は弱アルカリ性で、海藻はｐＨを保つ。
③**老化防止**：病気も老化も身体の酸化だが海藻はそれを防止する。
④**生活習慣病予防**：肺ガン、高血圧、動脈硬化、肝臓病、便秘まで。

海藻の極めて高いガン防止効果を発見したのは、北里大学の山本一郎教授らの研究チーム。

①まず、腸に特異的ガンをつくる発ガン物質を投与したラットをA群、B群と用意。
②普通の餌（A群）、海藻を混ぜた餌（B群）、各々を与えた群の発ガン率を比較した。
③すると海藻を与えたB群は、A群より三〇〜七〇％も発ガンを抑制したのだ。

海藻の種類によってこの効果はばらつきがあった。しかし、七〇％もガンを防ぐ種類の海藻もあったとは驚きだ。

三重大学、野田宏行教授らも同様の比較実験を行っている。

その結果、三五％以上のガン阻止率を証明した海藻は、二三種類にも及んだ。

二つの実験で、海藻類に驚異的なガン予防効果があることは、もはや決定的です。

日本人が今より積極的に海藻を食べるようになれば、ガン患者も三分の二に減らせるのです。

毎年九〇万人がガンと〝診断〟されるなら、海藻食で、三〇万人は助かる計算となります。

●二〇億人の命を救う？

海藻研究の権威、野田宏行・三重大学名誉教授は、「海藻食」の効果を力説している。

「……海藻は、日本沿岸に約六〇〇種成育するが、機能性が確認され、利用されているものは約四〇種にとどまる。機能性の主なものは①抗菌作用、②抗循環器疾病、③抗腫瘍作用が知られている。昆布、ワカメにあるラニリンは、④血圧降下作用があり、食物繊維は寒天、ヒジキ、アオノリ、マコンブに含有率が高く、⑤血圧降下、⑥血糖調整、⑦抗有害物質、⑧整腸作用などがある。また、緑藻のヒトエグサ、昆布のアルギン酸、ワカメのフコイダンなどには、抗腫瘍作用があると認められている」（「海藻と健康」講演要旨、一九九七年四月）

――素晴らしい海藻の薬理効果だ。それだけにとどまらない。

「……海藻多糖類に抗ウィルス作用があり、ワカメやヒジキには植物コレステロールであるフコステールが多く含まれており、血中コレステロール含量を減少させる」（同）

過剰コレステロールは脂汚れとなって血管壁に付着し、動脈硬化や血栓を引き起こす。

その結果、心筋梗塞や脳卒中で人類の四人に一人が死んでいる。

つまり、二〇億人がこの血管詰まりのため命を落としている（アテローム血栓症）。

これら血管の大掃除をしてくれるのなら、海藻食は、二〇億人の命を救うことにもなる。

「……このように海藻は古くから日本人の食物として親しまれてきたが、最近は成人病、老人病の予防のために注目されている。食用海藻には、免疫系、神経系、循環器系、消化器系の調節に関する機能性が認められ、常食すれば持続的に穏やかな効果が期待できる」（野田宏行教授）

海藻食は心臓病リスクを四四％も減らした

●リスク二四～四四％減も

ワカメは若返り食で「若女」。海藻は海の青野菜。昆布は必須ミネラルの宝庫だ。

日本の中年男女を対象とする研究で「ワカメや昆布、海苔などの海藻をほぼ毎日食べている人」は、「ほとんど食べない人」にくらべて、心筋梗塞などの虚血性心疾患を発症するリスクが低いことがわかっている。とくに女性はリスクが四四％も低い。

海藻は、ミネラル、ビタミン、水溶性繊維、フラボノイドなど有効成分を豊富に含み、これらが薬効を発揮しているのだ。

毎日、「海藻」を食べると、素晴らしい効果が現れる。

まず、心筋梗塞のリスクを減らす。八万六千人の日本人を追跡調査した研究がすごい。「ほとんど毎日海藻を食べる人」は、「ほとんど食べない人」にくらべて、狭心症や心筋梗塞をおこすリスクが二四～四四％も低下していた。

とくに「週に三、四日以上海藻を食べる人」の心臓病リスクは格段に減っている。

やはり、ワカメ、ヒジキ、モズクなどは、日々食卓に載せたい。

●血管脂汚れをサラサラに

海藻を食べると、なぜ心筋梗塞が防げるのか？

それは、心筋梗塞の引き金が動脈硬化だからです。

その動脈硬化の元凶は、コレステロールです。中でも悪玉コレステロール（ＬＤＬなど）は、血管壁に沈着してアテローム血栓症を引き起こす。

はやくいえば、〝脂汚れ〟が血管を詰まらせる。そして、人類二五％の死因となっている。

海藻食は、この血管アテロームを大掃除してくれるのです。

ちなみに野生動物には、この血栓は皆無です。

このことからも、過食、肉食、砂糖など悪食《あくじき》生活が元凶であることは、いうまでもない。

カルシウムの宝庫、ヒジキ食え！　牛乳飲むな！

●昔ヒジキは〝主食〟だった

見直すべき海藻として特筆されるのが、ヒジキです。

ヒジキは、日本人にとって、古代より重要な食用海藻だった。それも主食に近い食材だった。

なんと明治、大正くらいまで、主食は「米、麦、ヒジキ」だった、という。

三大主食の一つのヒジキが入っていたとは、にわかに信じがたい。

しかし、海洋民族の日本人にとって、海岸に行けば無尽蔵に打ち寄せられているヒジキ。それこそは、まさに恵みの命の糧だったのでしょう。

くわえて、ヒジキは栄養学的にもほぼ完全栄養を備えている。

「……ヒジキは、葉緑素、ビタミン、ミネラル、繊維と見事な超高栄養食品です。それを、穀物食として完璧な玄米、麦飯といっしょに食えば、まさにスーパー健康食となる（しかし、いまど

きのグルメは、たまるまいが……）」（拙著『和食の底力』花伝社）
日本は古来、天明、天保の飢饉など大凶作を生き延びてきた。
その命の危機を救ったのが、海岸に打ち寄せられるヒジキだった。
島国の海洋民族であったことがありがたい。

●「ヒジキ煮付」は最高レシピ

戦後の栄養学者として有名な故・川島四郎博士は、健康長寿食の筆頭に「ヒジキの煮付」をあげる。まさに、素朴なおふくろの味。しかし、その栄養価と薬効は、素晴らしい。

川島博士がヒジキを絶讃するのは、そのミネラル分の豊富さにある。

昔から日本人は、ミネラル不足と言われている。

とくにカルシウム不足には、戦後一貫して川島博士は警鐘を鳴らしてきた。

海藻は全般にミネラル豊富だ。しかし、中でもヒジキは群を抜いている。

とくにカルシウムは一〇〇グラム当たり、牛乳を一〇〇とすると、ヒジキは一四〇〇。なんと一四倍も含まれる。ちなみにワカメは九・六倍、昆布は七・一倍……。

海藻のカルシウム含有は、牛乳をはるかにしのいでいる。

げんに牛乳、乳製品を多飲多食する欧米人ほど、骨粗しょう症に悩まされ、骨折も乳製品をとらないアジア人の数倍にたっしている。

それは、もはや栄養学の常識だ。なのに、牛乳CMや悪魔政府に〝洗脳〟された人が、あまりに多すぎる（第5章参照）。

ミネラル分は、豆、野菜、海藻から十二分にとることができる。

動物食に頼るのはまさに、愚の骨頂である。

〝ヌルヌル〟成分「フコイダン」に驚異の薬効

●ガン細胞の増殖を抑制

海藻はヌルヌルしている。この粘り成分は「フコイダン」と呼ばれる。食物繊維の一種だ。

ヌルヌルには、驚きの薬効がある。
①免疫力向上、②胃の粘膜保護、③胃炎に効果、④十二指腸潰瘍、⑤抗ガン作用、⑥抗アレルギー、⑦高血圧、⑧高脂血症……などに効果がある。
さらに、ワカメの緑色素成分「クロロフィル」には、抗酸化作用、発ガン抑制効果がある。
「……フコイダンとは、モズクやワカメ、メカブなどの海藻にふくまれる成分で、フコースやガラクトース、グルクロン酸などの糖類と、硫酸基が連結した分子構造をした多糖類です」（日置正人博士）
フコイダンは一九一三年、スウェーデンのウプサラ大学、キリン教授によって、昆布のヌメリ成分のひとつとして発見された。

「フコイダンには、抗アレルギー作用や血圧、血清コレステロールを低下させる作用など、さまざまな効果が報告されていますが、もっとも注目されているのが、抗がん作用です」（同博士）

具体的には、試験管の実験で、さまざまなガン細胞の増殖抑制効果を発揮している。

増殖抑制したのは、乳ガン、肺ガン、大腸ガン、前立腺ガン、ぼうこうガン、白血病細胞など。

さらに、フコイダンには、ガン増殖抑制だけでなく、ガン細胞をみずから死に導く働きも確認されたのです。これは、アポトーシス（細胞自殺）と呼ばれる現象。海藻にガン細胞を自殺に追い込む働きがあるとは驚きです。

海藻のヌルヌルがガンを防ぐ三大作用

●ガン細胞を自然死させる

フコイダンの抗がん作用には、三つあります。

①免疫機能活性：ガンと戦う免疫力を高める。

免疫とは、われわれを外敵から守るシステム。それを担う免疫細胞には、さまざまな種類がある。フコイダンは、ＮＫ細胞やキラー細胞と呼ばれる免疫細胞を活性化させ、免疫機能を高めることが証明されている。これらキラー細胞は、直接ガン細胞を攻撃する頼もしい兵士たちです。フコイダンは、これら兵士たちの食糧となるのです。

②血管新生抑制：ガンの栄養経路を遮断する。

ガン細胞は異常増殖するために既存血管だけでは足りず、新しい自分用の血管まで作り出す。フコイダンは、このガン細胞の血管新生を抑制し、ガン細胞に栄養が行かないようにする。

「……栄養が行かなくなったガン細胞は、兵糧攻めにあいます。その結果、栄養の供給を断たれたガン細胞が、増殖ならびに転移することを防ぐ効果を期待できるのです」（日置博士）

③アポトーシス：ガン細胞を自然死に追い込む。

細胞には、一定期間をすぎると死んでいくプログラムが遺伝子に組み込まれている。

これをアポトーシス作用（細胞自殺）と呼ぶ。しかし、ガン細胞は、このプログラムを無視してどんどん増殖していく。フコイダンはそんなガン細胞にアポトーシス作用を起こし、自殺していくよう働きかける作用がある。

これら三大作用が海藻の〝ヌルヌル〟成分とは、信じられない思いです。

自然界の神秘とは、奥が深い……。

●ガン転移も減少する

「……さらにフコイダンは動物実験で、ガン増殖を抑制し転移を減少させることが示されています。たとえばマウスを使った実験では、フコイダンをエサに混ぜて与えたところ、ガンの成長が有為に抑制されました」（同博士）

さらに、臨床試験では、フコイダンには抗ガン剤の副作用軽減効果もあった、という。

そもそも、抗ガン剤自体は超猛毒なので、絶対に受けてはいけない治療法なのです。

抗ガン剤を投与すると、その猛毒性により腫瘍は一時収縮することもある。

しかし、ガン細胞は、みずからの遺伝子（ＡＤＧ：アンチ・ドラッグ・ジーン）を変異させ、抗ガン剤の毒を無力化してしまう。

とはいえ、医者に勧められるまま抗ガン剤〝治療〟に進んだ方も少なくないでしょう。

抗ガン剤の副作用に苦しめられているひとにとって、天然成分フコイダンに副作用軽減効果があるとは、まさに朗報ではないでしょうか。

では、海藻にとり過ぎはあるのか？

海藻には、微量栄養源のヨウ素がふくまれます。日本人はこの八割を海産物からとっています。ヨウ素は過剰摂取すると甲状腺ガンの原因になる、と一部指摘されています。

しかし、通常の食生活で食べる程度なら、まったく問題はありません。

刺身の昆布ジメは殺菌作用の保存食だった

●菌抑制はアルギン酸効果

刺身の昆布ジメは、和食ではよくお目にかかる。

風味を向上させる技かと思っていたら、なんと元々は保存食だったという。

「……富山県においては、昔から『昆布ジメにすると、日持ちがよい』といわれ、県内でかなり生産され、一般家庭でも消費されている」

「昆布ジメ刺身の保存性」に関する研究論文の書きだし。面白い研究もあるものだ。

昆布に保存効果はあるのか？

昆布で刺身をつつんだ昆布ジメ刺身と、そのままの刺身を準備。両者の一般生菌数と大腸菌数を測定して、比較した実験がある（富山県衛生研究所、井山洋子他）。

その結果は――。

「昆布ジメ刺身に食中毒菌を接種して低温保存した場合、病原性大腸菌、サルモネラの増殖にかなり抑制的で菌数の減少がみられた」「昆布ジメ刺身の保存効果は、昆布自身に抗菌作用があるというよりは、むしろ、その主成分であるアルギン酸により水分活性の低下に基づくものと考えられる」

このようなメカニズムで、和食の世界では昆布ジメで保存食を作ってきたのです。

「海苔」は大腸ガンを五分の一に減らす抗ガン食

海苔のいちばんありがたいのは食べやすさだ。

浅草海苔なら、そのままバリバリ食べられる。味噌汁などに溶かせば具材にもなる。

乾燥海苔は保存も効く。これは海藻全般にいえる。

〝海の野菜〟は乾物なので、じつに重宝する。〝陸の野菜〟はいたみやすく日持ちが悪い。

おまけに海苔には、卓越した医学的効能がある。

●乳ガンは八分の三に減った

抗がん作用を証明した山本一郎博士（北里大学）による二つの実験がある。

①A、B一〇匹ずつ、二群のラットに発ガン物質を投与しておく。A群は海苔粉二％添加のエサを与えた。B群は普通のエサ。八週間後に、大腸ガンの発生状況を観察した。

海苔ゼロのB群は、一〇匹中七匹に一〇個もガンが発生していた。

海苔を与えたA群は、一〇匹中二匹に一個ずつのガンのみ。単純計算でも、海苔の抗がん作用で、ガン発生は固体で七分の二、ガン個数では一〇分の二に減らせたのです。

②生まれつき乳ガンにかかりやすいマウスを準備。同様にA群（海苔二％添加エサ）、B群

（普通のエサ）で飼育実験。六〇週目まで観察。

B群は一〇匹中八匹に乳ガン発生。A群は一〇匹中三匹にガンができていただけ。海苔が発症リスクを八分の三に減したのです。

ちなみに、この実験でラットに与えた「海苔」の量は、人間の毎日の食事に換算すると、約一〇グラム。これは一日三帖の海苔に相当する。

マサカ……と、絶句するかも。

『海苔の驚くべき効用』（野田宏行他著、チクマ秀版社）の著者は、こう語りかける。

「……せめて二枚の海苔を食べてくださいませんか。海苔は美味しい食べ物なのです。ガンのことなど忘れて、おおいに海苔を楽しんでください」

まさに、海苔愛にあふれたメッセージですね。

●一三もの「海苔」薬効

むろん、海苔の薬効は抗がん作用だけではない。

報告されている海苔の医学的効能は、以下のとおり。

①抗がん作用：活性酸素を除去してガンを防ぐ。

②動脈硬化：悪玉コレステロールの酸化を防ぐ。
③心筋梗塞：コレステロール減らして血行改善。
④胃腸病：フコイダンは消化器を健康で丈夫に。
⑤肌荒れ：栄養分が皮膚や粘膜を健やかに保つ。
⑥眼病：栄養・有効成分が、近視、老眼を改善。
⑦風邪：ビタミン類などが呼吸器の粘膜を強化。
⑧悪性貧血：ビタミンＢ12でサラサラの血液に。
⑨イライラ：ビタミンＢ12で精神が、安定する。
⑩骨粗そう症：海苔のカルシウムこそ骨を造る。
⑪高血圧：海苔煎じ汁飲めば血圧は正常化する。
⑫腰痛・肩凝り：カルシウム不足。海苔で改善。
⑬二日酔い：ビタミンＣ等が肝臓の解毒を促進。

以上――。海藻は母なる海の恵みです。抗がん作用にとどまらず、あらゆる病を防ぎ、癒す。
そして、美味しい！　乾物、ふりかけ、出汁、煮物、サラダ……。
さまざまなレシピで楽しみたい。それこそ、体も心も喜ぶ。
母なる海の恵み――海藻で、ヘルシーライフを楽しみましょう。

第9章　ガンを消す！　古来伝わるキノコの効用

――食べる漢方、〝森の秘薬〟を味わい尽くす

①食物繊維、②ビタミン、③カリウム、④抗ガンの四大効能

●完全栄養の超健康食材

まず、キノコは完全栄養食です。さらに、スーパー健康食材なのです。

それほど、バランスがとれて薬効が豊かです。つまり、料理の食材として優等生です。

具体的には――

①食物繊維、②ビタミン類、③カリウム、④抗ガン物質がたっぷり含まれています。

特に、健康には食物繊維（ファイバー）が欠かせません。

この食物繊維、体内に吸収されないので、近代栄養学では一時、「栄養価はない」と考え無視されていました。しかし、それは完全な誤りだった。

今では、ほとんどの栄養学者、医学者も、食物繊維が不可欠であることを認めています。

また、キノコが豊富なビタミン供給源とは、意外でしょう。
カリウムなど、キノコのミネラル効果も多彩です。
抗がん作用は、キノコ薬効の主役です。

以下――キノコの四大効能。

(1)食物繊維
①腸内にたまった老廃物を体外に排出する。
②善玉菌の餌になり腸内フローラを整える。
③七割が腸内にある免疫細胞が活性化する。
(2)ビタミン類
①ビタミンB群の糖質代謝で疲労回復する。
②ビタミンB2は髪・地肌を健康美にする。
③ビタミンDは骨粗そう症を防ぎ骨を強化。
(3)カリウム
①余計な塩分を体外に排泄し高血圧を防ぐ。
②腎臓機能を助け利尿効果でむくみを改善。

⑷抗がん作用

①しいたけ成分のレンチナンに抗がん作用。
②身体の免疫力を高めガン細胞の増殖抑制。
③キノコ全般にガン予防と改善効果がある。

「霊芝《れいし》」、漢方でキノコの薬効は当たり前

●古来、茸に「薬効あり」

中国で薬効ある茸といえば「霊芝」。別名「サルノコシカケ」。

「……古代中国では、霊芝の効能が特に誇大に信じられ、発見者はそれを採取して、皇帝に献上することが義務づけられていた」（ウィキペディア）

後漢時代にまとめられた『神農本草経』には、「命を養う延命の霊薬」と記載されている。

以来、中国では秘薬として、さまざまな症状に用いられてきた。

現代医学でも、その薬効を探求するため、世界中で培養細胞や実験動物を用いて、さまざまな基礎研究が行われている。

日本でも、「抗ガン作用」「免疫賦活作用」「血小板抗凝固作用」などが報告されている。

本家中国では、ヒトへの臨床試験も盛んで、各種「霊芝」製剤も製造、市販されている。

たとえば——。「不眠」に対して、「霊芝」(顆粒剤)を四週間服用したら九六%に改善がみられた。「神経衰弱」は二週間服用で八八%に改善効果……など数多くの臨床報告がある。

中国では、国民は西洋医学(洋医)か、中国医学(中医)を、選択することができる。

それだけ、漢方医たちも社会的地位が保障されており、漢方研究は日本の比ではない。

「医食同源」キノコの薬効に関心が集中

●命を養うキノコ料理

日本でも、化学薬剤を投与するだけの西洋医学から、東洋医学へのシフトが進んでいる。

いうまでもなく、東洋医学の根幹は食事療法である。「医食同源」の発想など、まさにそれだ。

「……最近の研究では、キノコを継続的に食べることで免疫力が向上したり、体脂肪の減少・高血圧や脂質異常症の改善といった生活習慣病が改善したりする可能性も証明されており、研究が進むことで、キノコの栄養的価値は、今後ますます高まっていくと考えられます」(「きのこらぼ」)

最近のキノコ研究は、栄養効果を超えて、医療効果への探求が進んでいます。

まず、ガン治療に効果がある。これは、世界的に認められています。

さらに近年は、「キノコが認知症を改善する」と期待されています。

考えてみれば五〇〇〇年の歴史を誇る中国、漢方の世界では古来、キノコ類は薬効があり、命を養うと伝えられています。「薬膳」などにキノコ類が欠かせないのも、そのためです。

「キノコ」抗ガン成分〝レンチナン〟発見

●しいたけ農家にガンが少ない

「キノコ」の薬効で、特筆すべきは抗ガン効果です。

ガン研究者たちは、あるとき不思議なことに気づきました。

「……なぜ、しいたけ農家にガンが少ないのか？」

そして、しいたけ成分を徹底分析し、ついにガンを防止する薬効成分を発見したのです。

それが、〝レンチナン〟です。

「……きのこ類の細胞壁に含まれる食物繊維の一種である『β-グルカン』に抗がん作用が確認されており、『β-グルカン』の中でも特に、シイタケから精製された『レンチナン』という成分について研究が進んでいます」（「きのこらぼ」）

●キノコ成分が抗ガン剤？

この〝レンチナン〟の凄いところは、すでに医薬品登録されていること。医療マフィアいや製薬業界は、やることが早い。

「……この『レンチナン』という成分は、ワクチンとして注射することで抗がん作用を示すという研究結果があり、すでに医療機関では抗がん剤として使用されています」（同）

〝レンチナン〟はすでに一九六九年、しいたけから生成され、「ガンの成長を強く抑制する効果がある」ことが報告された。その後、〝レンチナン〟の抗がん作用について、多くの研究が行われ、一九八五年、「免疫力を高めガンを抑える」としてガン治療薬（抗ガン剤）として認可され、現在も医療現場で使われている。

しいたけの抗ガン成分が、抗ガン剤として使用されている……!?　あなたもビックリでしょう。

しかし、しいたけの一成分を抽出して医薬品とし、患者に注射する。手間ヒマかることをやるもんです。そんなことをしなくても、患者にしいたけを食べさせればすむ話。

しいたけをまるごと食べさせれば、その他、種々の薬効成分も取り入れることができます。

ですが、そんなことをする医師、病院は皆無です。

なにせ、患者にしいたけをそのまま食べさせても、儲からない！

〝レンチナン〟は複雑構造で壊れやすい。抽出もむずかしいという。

なら、キノコを食べたほうが、てっとりばやい。あたりまえの話だ。

さらに上回る「干ししいたけ」の健康効果

●香り成分〝レンチオニン〟

しいたけには独特の芳香がある。
その香り成分が〝レンチオニン〟。とくに干ししいたけに多く含まれる。
干ししいたけを水でもどしたときの匂いのもとだ。
くわえて、干ししいたけのもどし汁は、ダシとして使われる。
その旨味成分が〝グアニル酸〟だ。
さらに、しいたけには〝エリタデニン〟という独特成分も含まれる。
これは、他のキノコ類にはない。コレステロール除去や血圧降下作用がある。
肥満、高血圧に悩む現代人に、しいたけメニューはおすすめだ。
〝エリタデニン〟には最近、病原菌の増殖阻止効果も確認されている。
だから、しいたけは風邪などの感染症にも効果がある。
しいたけに豊富に含まれるビタミン群でも、注目すべきはビタミンＤだ。
これこそ「丈夫な骨をつくる」立役者。
腸からカルシウム吸収を促進し、骨への吸着に大きな役割を果たしている。

ビタミンD効果は、骨強化にとどまらない。

カルシウムといっしょに吸収すると、大腸ガンを防ぐことが立証されている。

また、アンチエイジング効果がある、とも報告されている。

●乾燥で成分が濃縮される

干ししいたけに多く含まれる〝レンチナン〟は、免疫活性物質である。

ガン予防や抗ウィルス作用もある。これだけでも干ししいたけの薬理効果はスゴイ。

さらに、不溶性食物繊維が多く、便秘改善、排毒促進により、健康状態は加速される。

同様に〝エリタデニン〟も動脈硬化を防ぐ。

悪玉コレステロールを食物繊維とともに取り込んで、コレステロール値を低下させる。

干ししいたけを毎日九グラム食べるとどうなるか?

一週間でコレステロール値が一〇%以上も下がったと報告されている。

スタチン等副作用だらけのコレステロール低下剤を飲むのは馬鹿馬鹿しく、きわめて危険だ。

そのかわり干ししいたけを料理につかって美味しく食べるだけでいいのだ。

「しいたけ粉」は薬効抜群の万能食材だ

●「しいたけ粉」を常備

「干ししいたけが、生より良いことは分かった。しかし、あんなカサカサしたもの、どうやって食べたらいいいんだい？」

答えはカンタン。市販の「しいたけ粉」をおすすめしたい。

これは五大健康効果——①免疫力向上、②ガン予防、③コレステロール低下、④抗酸化作用、⑤骨改善強化がある〝天然サプリ〟だ。

しいたけ粉を昆布と併用すれば、グルタミン酸としいたけ旨味成分グアニル酸が、掛け算ならぬ〝ダシ算〟となり、いい出汁《だし》ができあがる。

また、これをごはんにふりかけて食べてもよし、ホットケーキやパンに混ぜて焼いてもいい。あるいは紅茶などに混ぜて飲むと、芳香も楽しめる。

最後に裏技を伝授——。

しいたけ粉をわざわざ買うのもばかばかしい。自家製しいたけ粉が、アッというまにできる。それは、干ししいたけをミキサーにほうり込んでスイッチを入れるだけ。

数十秒で香りゆたかなサラサラ粉末になる。

これは、合わせ出汁にも使える。干ししいたけ、花かつお、昆布、煮干しをミキサーにかける。アッというまに天然粉だし粉の完成。街で売っている「天然だし」を買うのも、ばからしくなる。これで、化学調味料とは永遠におさらばできる。

万病は①酸性体質→②連銭結合→③血流不全で発症

●ドロドロからサラサラへ

キノコの抗がん作用は、その成分だけとはかぎらない。

抗酸化作用もガンを防ぐ働きとなる。

なぜなら、活性酸素による酸化ストレスは、発ガンに直結するからだ。

体液が酸性に傾く。すると、赤血球同士がプラス・イオンで互いにくっつき合ってしまう。こうして赤血球が数珠《じゅず》つなぎになる（連銭結合：ルロー）。

すると、赤血球はみずからの体を折り畳んで毛細血管を通り抜けることができなくなる。毛細血管の先の体細胞は、酸欠に陥る。細胞が酸欠状態になると一〇〇％ガン化する（オットー・ワールブルグ理論）。

本書でも繰り返し述べてきたように、万病の原因はドロドロ血液なのだ。

根本治療もかんたんだ。血液をドロドロからサラサラにする。それだけで完治する。

しいたけの抗酸化作用についても、確認、証明されている。

しいたけに含まれる抗酸化物質は、ビタミンC、〝エルゴチオネイン〟などの成分。

細胞のDNAは酸化され傷つけられることで、ガンなどの病気が発生する。

これら抗酸化成分は、DNA酸化などを防止し、発ガンを防ぐ。

つまり、抗酸化成分が豊かなしいたけ食べることで、発ガン防止が期待できるのだ。

それは、キノコ食全般にいえる。

和食の食卓には、キノコ料理が豊富だ。この山の恵みに感謝して、その奥深い風味を愉《たの》しみたい。

第10章　「食用油」は圧搾絞りの自然油を！
——サラダ油、人工油、動物油脂は絶対ダメ

サラダ油は溶剤で栄養分を盗んでいる

●「圧搾法」と「抽出法」

食用油は、天然の種子に含まれる油分を取り出したものです。製法で二つに分かれます。「圧搾法」と「抽出法」です。

「圧搾法」は、昔ながら圧力をかけて油分を絞ります（自然油）。

「抽出法」は、石油系溶剤に溶かし油分を抽出します（サラダ油）。

圧搾法で作った食用油には、天然種子の成分がそのまま含まれます。栄養成分も薬効成分もそのまま残っています。だから自然油なのです。

こちらが理想的な食用油であることは、いうまでもありません。

だけど、圧力をかけて絞るので、どうしてもすべての油分を絞りきることはできません。

これが製造コストや生産性の問題となり、少量生産になってしまいます。

いっぽう、抽出法は、油分を石油系溶剤（ヘキサン）に溶かします。

すべてを抽出することが可能です。だから多くの食品メーカーが抽出法を採用しています。

原材料の油分一〇〇％とことん絞りきる。

なら、利益の面からいっても、生産者に好都合なのは当然です。

こうして、抽出法で大量生産されスーパーに並んでいるのが、サラダ油です。

●サラダ油――この奇妙なモノ

ほとんどのひとが、食用油といえばサラダ油を買います。

そしてこのことに、なんの疑問ももっていません。

しかし、サラダ油とはじつに不思議な名前です。サラダの油？　なんのこっちゃ。

じつは世界中どこをさがしても、こんな奇妙な名前のアブラが売っているのは日本だけです。

どこの国に行っても、オイルはオイル……。あたまに〝サラダ〟なんて、くっつけていません。

日本だけ、こんな奇妙なネーミングがあたりまえになってしまった。

しかし、慣れとはおそろしいもので日本人の誰ひとり、おかしいと思わず日々使っています。

まあ……戦後、どこぞの大手食品会社の知恵者が「サラダ油って、なんかおしゃれでしょ！」

くらいのノリで付けた名前でしょう。

このさい、名前などはどうでもよろしい。

この章のタイトルに「サラダ油は絶対ダメ！」と書いています。なぜ「絶対ダメ」なのか？

まず、これが抽出法で作られていることを思い出してください。使われるのは石油系溶剤です。

それで原料の油分を溶かして一〇〇％抽出する。

気になるのは使用する溶剤の残留です。メーカーは当然「まったく残留しません」といいます。

しかし、これまでメーカーがウソを言った歴史は、山ほどあります。

メーカーが「安全です！」というのを、まるごと信じるのは考えものです。

●栄養・薬効成分は盗まれている！

サラダ油の二番目の問題点は、栄養面です。

サラダ油を見るときれいに透き通っています。しかし、圧搾絞りの自然油とくらべてください。

こちらは深い色合いです。ちがいは決定的です。

自然油には、天然の栄養成分や薬効成分がそのまま含まれています。

サラダ油には、これら大切な有用成分がほとんど含まれていません。

じつは、サラダ油製法には、〝裏ワザ〟があります。

食品メーカーは「油分のみを抽出し、〝不純物〟は取り除きます」といいます。

この〝不純物〟の正体がクセモノ……。じつは栄養成分、薬効成分なのです。

具体的には、原料に含まれるビタミン類、ミネラル類、微量栄養素です。

それらは、いったいどこに行くのでしょう？

それらは、別ルートで食品メーカーから薬品メーカーに行きます。

そして、なんと「ビタミン剤」「栄養剤」などに〝化ける〟のです。

「抽出法」の裏ワザは、天然油の栄養分を〝盗む〟ことだったのです。

動物油で①心臓病、②脳卒中、③ガンの三点セット

●その原料は何？

サラダ油の三番目の問題は、原材料がわかりにくいことです。

このアブラの原料は、〝サラダ〟でしょうか？　ちがいます。

世界中どこのスーパーに行っても、「食用油」はすべて、「〇〇オイル」「××オイル」。

原材料の植物名を冠して売られています。

日本でも、原料表示欄を見れば、何が原料かはわかります。

しかし、サラダ油の原材料を気にするひとは、わが国ではほとんどいません。

これが、サラダ油の三番目の問題点なのです。

「いい油」「悪い油」を見分けるには①製法、②成分、③原料という三つの視点がたいせつです。

■肉、バター等動物脂肪を多くとる国ほど多い心臓病

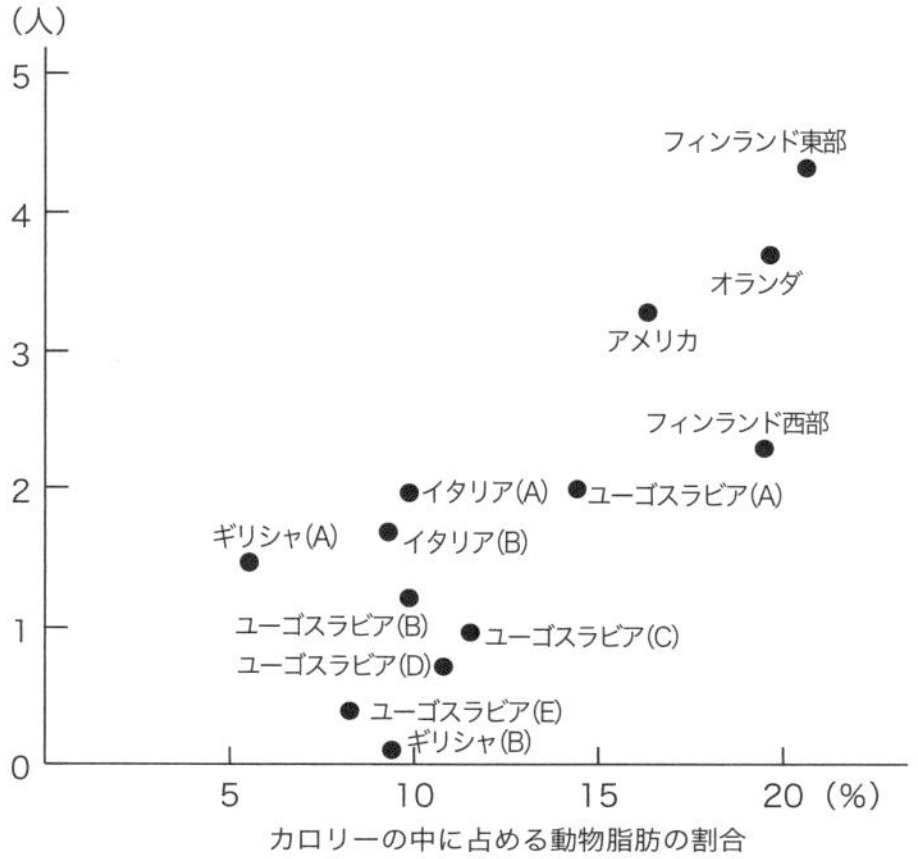

図 10-1　5 年間のうちに心臓病を起こした人数（100 人あたり）
出典：『いまの食生活では早死にする』

サラダ油は、これらすべてがアウトです。

だから、ぜったい買ってはいけない。使ってはいけない。

●動物油で血管詰まり

油原料として、まずアウトなのは動物油脂です。

ラード（豚脂）、ヘット（牛脂）などです。

さらに、牛乳の脂肪分はバターです。

これらには濃厚な脂肪の旨味があり、それが好まれているようです。

しかし、図10−1をごらんなさい。

動物脂肪をとるほど心臓病が激増しています。

脳卒中なども同じ。動物油脂は血管に沈着して、血の流れを悪くし、心臓マヒや脳卒中を引き起こすのです。

さらに、血行障害で酸欠細胞はガン化します。

つまり動物油は、①心臓病、②脳卒中、③ガンの三点セットを引き起こすのです。

動物油は〝飽和脂肪酸〟に分類されます。表示に〝飽和脂肪酸〟とあったら、パスすることです。

リノール酸系はダメ！　オレイン酸系はOK！

●油の二系統に注意しよう

「……なら、植物油に替えればいいのね」

ところが、そうではない。ここからは、少し専門的になります。

ですが、たいせつなのでついてきてください。

わたしの手元に貴重な本があります。『油　このおいしくて不安なもの』（奥山治美著、農文協）。

これは、わたしの油に関するテキストです。著者はイリノイ大学などで研究を重ねた、油脂問題に関する世界的権威です。この一冊は、〝油のバイブル〟と言っても過言ではありません。

奥山教授は「油には、リノール酸系とオレイン酸系の二種がある」という。

リノール酸系は、コーンやベニハナを原料としています。

オレイン酸系は、海藻や野菜（シソなど）、魚が原料です。

奥山教授は、動物油およびリノール酸系は、「控える」ように警告しています。

具体的にいえば、「コーン油」「ベニハナ油」です。

●ベニハナ、コーン油で短命

奥山教授は、リノール酸系をとってはいけない理由を、実験結果で証明します。

ベニハナ油（リノール酸系）、シソ油（オレイン酸系）で比較したものです。

図10―2は「ぜんそく発作」。ベニハナ油群は二倍近く発症しています。

■脂肪酸バランスがぜんそく発作を変える

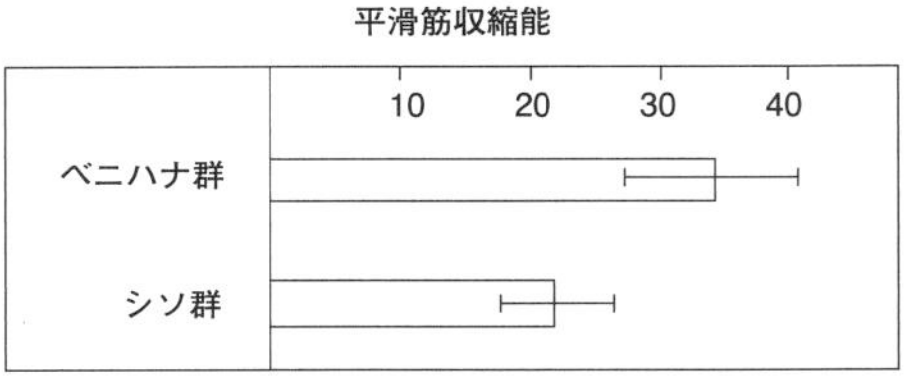

図 10-2

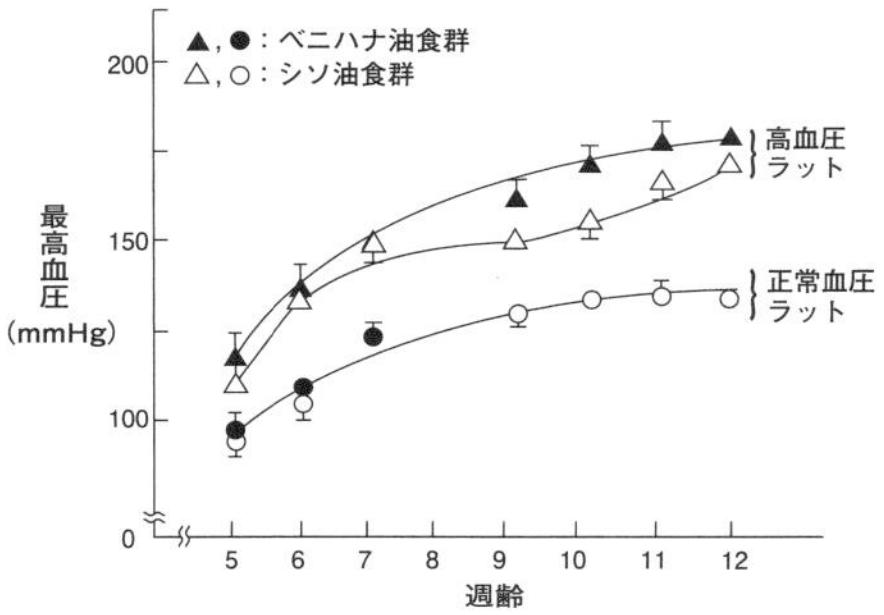

図 10-3　ネズミの血圧に対するシノ油、ベニハナの影響

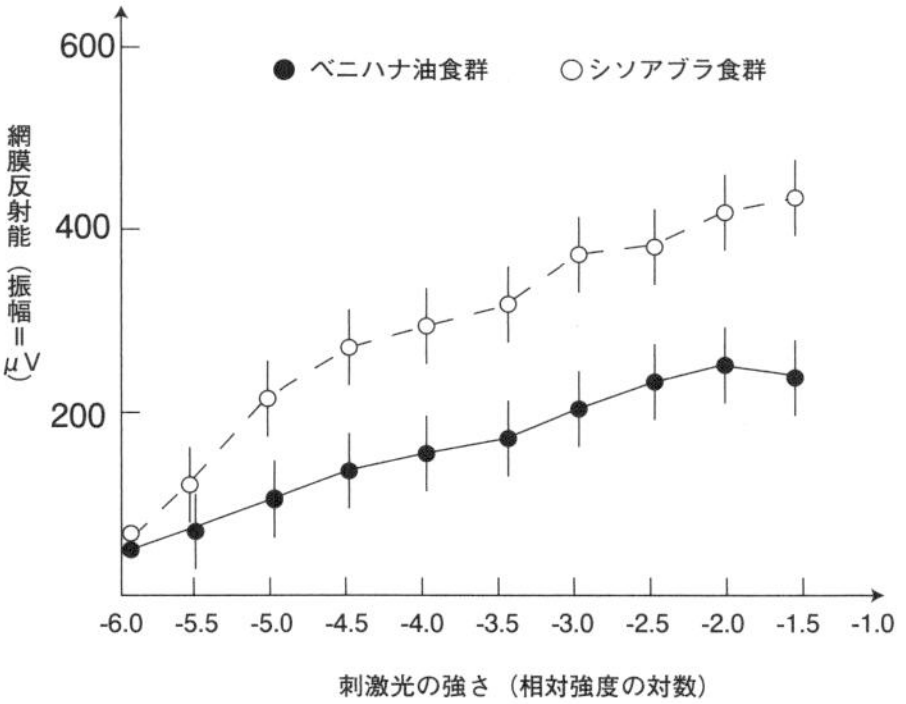

図 10-4　ネズミの網膜反射能に及ぼす食物の脂肪酸の影響

図10-3は「高血圧の発症」。ベニハナ油群は高血圧を発病しています。

図10-4は「視力・網膜機能」。ベニハナ油群は眼機能が低下しています。

これらの実験から、「リノール酸系の油摂取はさまざまな疾患を引き起こす」のです。リノール酸系は各種疾患を引き起こすということは、寿命もそれだけ短くなります。同教授の指摘では、

「リノール酸群は、オレイン酸群にくらべて寿命が約一〇%短くなる」

つまり、紅花油やコーン油を愛用していると早死にする。それが、はっきり示されたのです。

●「人を治す油、殺す油」

■「紅花油」「コーン油」は危険です

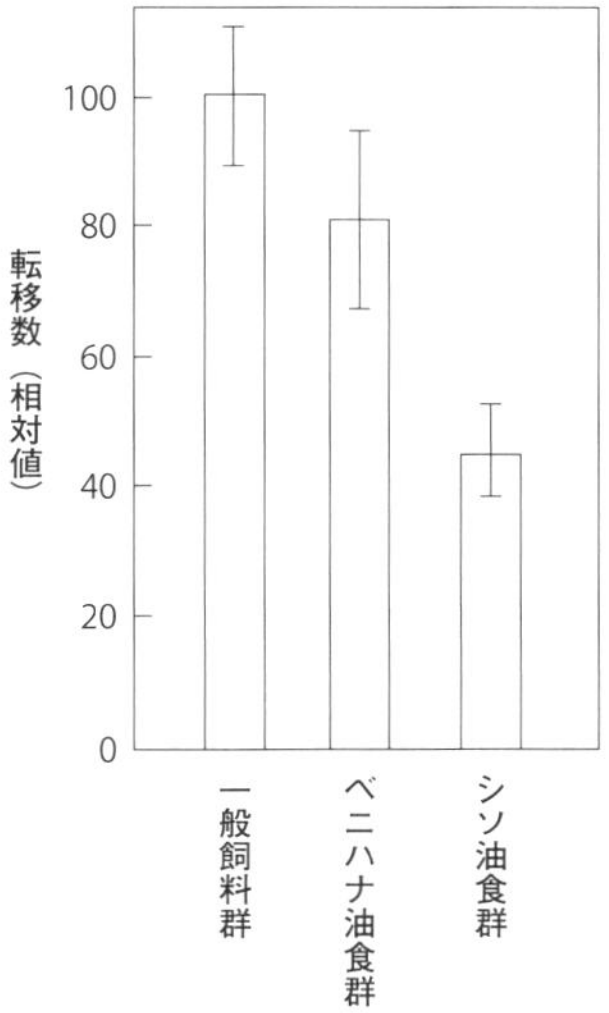

図 10-5　ガン転移を抑えるα-リノレン酸

見逃せないのは、ガンへの影響です。

図10-5を見ると、シソ油群はベニハナ群にくらべてガン転移を半分に抑えています。

つまり、オレイン酸系は二倍のガン予防効果がある、といえます。

他の実験では、リノール酸系油の摂取が増えるほど、ガンは増加していきます。

大腸ガンでもベニハナ油群は、シソ油

群にくらべて三倍近く発症している。

だから、紅花油やコーン油を愛用している家庭は、ガンを養っているようなものです。

ここまで読んで「あれ……これ『オメガ3』と『オメガ6』じゃん」と気づいた人は、相当に油に詳しい方です。そのとおり。最近は、リノール酸系、オレイン酸系という分類から、「オメ

■オメガ３とオメガ６は、まったく反対の作用をする！

	オメガ３が豊富に含まれているもの	おもな作用
オメガ３	フラックオイル、シソ油、青背の魚（天然のもの）の油など	アレルギー抑制 炎症抑制 血栓抑制 血管拡張

オメガ３とオメガ６は互いに相反する作用をします。現代人はオメガ６に極端に偏った食事をしているため、アレルギー過敏、あるいは高炎症体質になっているといえます。毎日の食事で、オメガ３とオメガ６のバランスが常に 1:4 以内を保つようにすることが大切です。

	オメガ６が豊富に含まれているもの	おもな作用
オメガ６	ベニバナ油、コーン油、ゴマ油、マヨネーズ、サラダ油、スナック菓子など	アレルギー促進 炎症促進 血栓促進 血液を固める

図 10-6
出典：『病気がイヤなら油を変えなさい』（山田豊文著、河出書房新社）

ガ3」「オメガ6」という分類に変わっています（図10‐6）。

『病気がイヤなら油を変えなさい』の著者、山田豊文氏は、「人を治す油、殺す油」も対比している（図10‐7）。

これは、なかなか参考になる。コピーを取って台所に貼っておくことをおすすめします。

あるいは、買物手帳に貼っておくといいだろう。

スーパーで油選びのとき参考にして欲しい。

■人を治癒する脂肪、殺す脂肪

脂肪酸は、精製油や肉類だけではなく、種子や海藻にも含まれています。
現代人は、「人を殺す脂肪」に極端に偏った食生活をしているといえます。
この表を参考に、健康に役立つ「良質な油」「本物の油」を摂るように
心がけましょう。

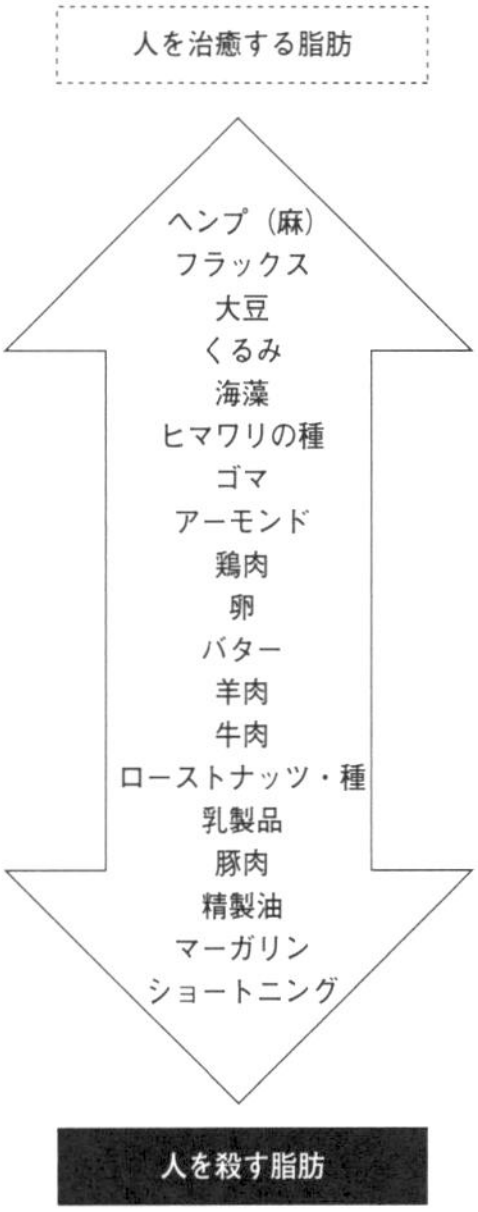

図10-7
出典：『病気がイヤなら油を変えなさい』（山田豊文著、河出書房新社）

〝キラーオイル〟トランス脂肪酸の大量殺人

●水素添加の人工油

図10-7で、最凶の「殺す油」に「ショートニング」がある。

これが別名〝キラーオイル〟のトランス脂肪酸です。

トランス脂肪酸とは、脂肪と水素を合成した人工油です。だから、自然界に存在しません。

かつて食品業界は、油の酸化に悩まされていました。

油が酸化することを酸敗（酸化して腐敗する、という意味）といいます。酸敗すると、油が過酸化脂質など有害物に変わってしまう。

食品産業は、酸敗しない油を追い求めたのです。

そうして、ついに酸敗しない〝夢の油〟が登場しました。

それがトランス脂肪酸。脂肪酸に水素を強引に化合させる、という裏ワザで完成したトランス脂肪酸は、酸化しないので日持ちがいい。

これは、油脂業界にとっては朗報でした。しかし、消費者にとっては悲報でした。

トランス脂肪酸は、一年たっても酸化しない……。だから、別名〝プラスチック・オイル〟。

代表的なのが、マーガリンです。最初は〝カロリー低くヘルシー〟と大々的に広告された。

世界中で売れまくった。そして、それはすぐに〝キラーオイル〟と呼ばれるようになる。

何十万、何百万……もの死者が続出したからだ。

●心臓病、糖尿病、ガン……無知の死

油に人工的に水素を合成させる……不自然なことには、不自然な結末が待っています。

このトランス脂肪酸を使用した食品を食べた人々に、奇妙で恐ろしい症状が続出しました。

考えてみたら自然界に存在しない人工油は〝人工物〟。つまり、人体にとっては異物です。

それを体内にとりこめば、さまざまな障害が出るのはとうぜん。

この〝プラスチック・オイル〟は体内に吸収されると、体細胞の原料になります。

これは、人体をプラスチックでつくるくらい不自然なことです。

つまり、全身の臓器がやられる。まずやられるのが心臓。ついで、糖尿病を多発させています。

「……トランス脂肪酸の摂取が多いグループは、糖尿病発症リスクが三〇％も高かった」（山田豊文氏）

そして、発ガン……。

トランス脂肪酸が入りこんだ細胞は、それだけ弱くなっており発ガンしやすい。かさねて「トランス脂肪酸は体内で大量の活性酸素をつくり出してしまう」（同）。

これも発ガンを加速する。

人類の命を奪う①心臓病、②糖尿病、③ガンを、〝キラーオイル〟は猛加速するのです。

さあ！　圧搾絞りの自然油に戻りましょう

●昔ながらの国産菜種油

わたしが愛用するのは、通称〝あぶらや〟、熊本県氷川町にある油屋さん㈲堀内製油の、圧搾絞り油です。そのラベルには「古式圧力しぼり」「一番油」とある。

「……堀内製油は、熊本県八代郡の伝統ある油屋です。昭和二〇年、終戦後の混乱期に㈲堀内製油会長、堀内義信は、菜種の搾油業に道を見出だし、裸一貫ですこしづつ、付帯施設を整え、八代地方の農家の菜種を搾油することから始まったそうです。現在、なたね油の原料は、全て国内産一〇〇%、そのほかの原料も厳選した良質なものを使用し、創業以来、変わらず、昔ながらの『古式圧搾製法』と『一番絞り』にこだわっています。こだわりを守り抜いた良質な堀内製油の製品は、おとりよせに人気の品として、料理雑誌や女性誌、テレビ番組にも取り上げられ、多くの人々に支援されています」（同社ＨＰ）

●これがほんものの油づくりだ！

昔ながらの油絞りは、じつにシンプルです。

①媒煎：厳選された原料を「煎り釜」でじっくり媒煎します。使う原料、その日の天候などで微妙に温度を調節します。

②圧搾：「圧搾機」を使い、原料を一回だけ、絞り搾油します。六〇年間変わらぬ、こだわりの「一番搾り」です。

③温水洗い：搾油した原油に温水を加え、油に含まれる不純物を取り除く工程です。水は油より比重が重いので、不純物は水と一緒に沈殿します。

④ろ過：不純物を取り除いた油を、さらに「和紙」製のフィルターに通し、ろ過します。ここまで、およそ一週間の時間をかけて、ようやく「一番搾り」油の完成です。

⑤充填：ろ過した油は製品タンクに移され、各々それぞれの瓶に充填していきます。容器もすぐ捨てられるペットボトルではなく、確実に空気に触れないガラス瓶、缶の容器を使用しています。一本一本、目視しながら、真心も充填しております。

⑥ラベル貼り：一枚ずつ、手作業で貼っています。先代のころから受け継がれてきている「貼り台」をつかい、高さ角度を調整する作業は、まさに経験がものを言う作業です。

……こうして、昔ながらの製法でつくられた「古式圧搾絞り」の自然油は、あなたのところに届けられるのです。

第11章　ソバ、うどん、玄米、雑穀が「基本食」

――「身土不二」「一物全体」「穀菜食」を忘れずに

「日本人にコメを食わせるな！」「パンを食わせろ！」

●極秘作戦「対日小麦戦略」

ヒトの歯並びを思い出してください。

臼歯五：門歯二：犬歯一――食べ物の八分の五は、臼歯が受け持ちます。

それは「臼」のように穀物を〝すりつぶす〟ためにあるのです。

つまり、われわれは穀食動物だったのです。

だから、穀物を主食とする。これが、いちばん理にかなっています。

「日本人にコメを食わせるな」「パンを食わせろ」

これが、アメリカによる占領政策でした。第二次大戦後、連合国二六か国、敗戦国三か国、兵士たちは郷里に戻ります。そして、銃を置いて鋤を手にしたのです。

そして、大地を耕し、農業にいそしんだ。すると……大地は豊穣の実りに満たされた。

めでたし、めでたし……と思いきや、穀物が世界中にあふれた。とくに、アメリカ大陸は小麦が大豊作となり食糧倉庫に入りきらず、ハドソン河に浮かぶ船の船倉に収納したが、数百隻の船倉からもあふれてしまった。文字通り、北米大陸からこぼれ落ちるほど小麦に埋め尽くされた。

それでは穀物価格の大暴落を招く。頭を抱えたアイゼンハワー大統領に、側近が耳打ちした。

「閣下、われわれは一億の胃袋を押えてあります」

「それはなんだ？」

「日本人ですよ」

「しかし、かれらは米食民族だろう」

「だいじょうぶです。コメを食わせず、パンを食わせればいいんです」

「しかし、うまくいくのか？」

「われわれは戦勝国ですぞ。黄色いサルたちを餌づけすればいいんです」

これが、極秘作戦――「対日小麦戦略」である。

サルどもを〝洗脳〟支配せよ（3S政策）

●パン、肉、牛乳、粉ミルク

敗戦直後、米大統領トルーマンは公言した。

「……この国のサルどもを、3S政策（スポーツ、スクリーン、セックス）で〝洗脳〟し、とことん働かせ、とことん搾り取る。それは、戦勝国われわれの特権だ」

〝やつら〟の〝洗脳〟は、日本人の胃袋にまで及んだ。

そこで狙われたのが学校給食だ。「飢えた日本の子どもたち救え！」

アメリカは学校給食用に小麦を無償供与した。日本人は、そのヒューマニズムに涙した。

軍国主義から解放してくれたアメリカは、ほんとうに眩《まぶ》しいほど光輝いて見えた。

「子どもたちをパンで餌づけすれば、二〇年後、日本人は一日一食はパンになりますよ」

「……ナルホド」

二〇年がかりの餌付け大作戦……。さらに作戦は続く。

「日本人に魚を食わせるな！　肉を食わせろ！」

「日本人に味噌汁を飲ませるな！　牛乳を飲ませろ！」

それは、子育てまでおよんだ。

「母乳を飲ませるな！　粉ミルクを飲ませろ！」

「お茶を飲ませるな！　コーヒーを飲ませろ！」

いやはや……。

こうして、この列島のサル……いや、日本人たちは、巧妙に餌付けされていった。

この餌付けという〝洗脳〟に使われたのが、「国家」「教育」「メディア」「宗教」の四大〝洗脳〟装置なのです（参照拙著『「洗脳」の超メカニズム』ヒカルランド）。

〝白い悪魔〟支配の終焉、ＢＲＩＣＳの台頭

●狂った栄養学の〝洗脳〟

歴史には過ちもあれば、サッカクもある。それは、民族でも同じ。個人でも同じです。まちがい、かんちがい。それは、正せばいい。戦後、日本人を〝洗脳〟した戦勝国アメリカだけを責められない。かれらもまた〝洗脳〟されていたのですから。

誰に？　悪魔勢力に……。アメリカ国民も、じぶんたちがイルミナティ、フリーメイソン、ディープステート（ＤＳ）という悪魔の三段重ねに支配されてきたなど、夢にも思わなかった。

かれらが目覚めたのは二〇二〇年——。悪魔勢力が、トランプ大統領から大統領職を奪ってからです。むろんバイデンは、悪魔の繰り人形。ＤＳという〝闇勢力〟が世界と人類を支配してき

た。アメリカ国民も、ようやくそれにめざめた。

そして――。とうぜん〝やつら〟は人類の胃袋までも支配してきた。

悪魔の〝洗脳〟に使われたのが、すでに述べたフォイト栄養学である。

悪魔勢力は、この狂った学者に〝近代栄養学の父〟の冠を被せて、徹底利用した。

フォイト栄養学は、世界中の学校、大学で生徒、学生たちに吹き込まれた。

こうして、〝洗脳〟されて狂った栄養士、医師たちが世界中にあふれたのである。

悪魔たちは、まさに笑いがとまらない。

●グローバル・サウス出現

しかし、悪魔支配も終わりが見えてきた。それが、ＢＲＩＣＳの台頭です。

一〇〇〇年前の十字軍の遠征から、有色人種は白人に攻撃、支配されてきた。

五〇〇年前の大航海時代から、有色人種は白人に侵略、略奪、虐殺されてきた。

しかしいま、ついに彼らは覚醒した。もう騙されない。もう殺されない。もう奪われない。

ブラジル、ロシア、インド、中国、南アフリカ……それだけではない。

低開発国、発展途上国……などと見下された国々が一斉に蜂起し、一瞬で連帯した。

こうして、ＢＲＩＣＳを支持し参加表明する国々は、世界中で約八割にたっした。

アラブ諸国、イスラム諸国も全面支持を表明している。

■ 2020年、BRICSが購買力平価GDPでG7を逆転

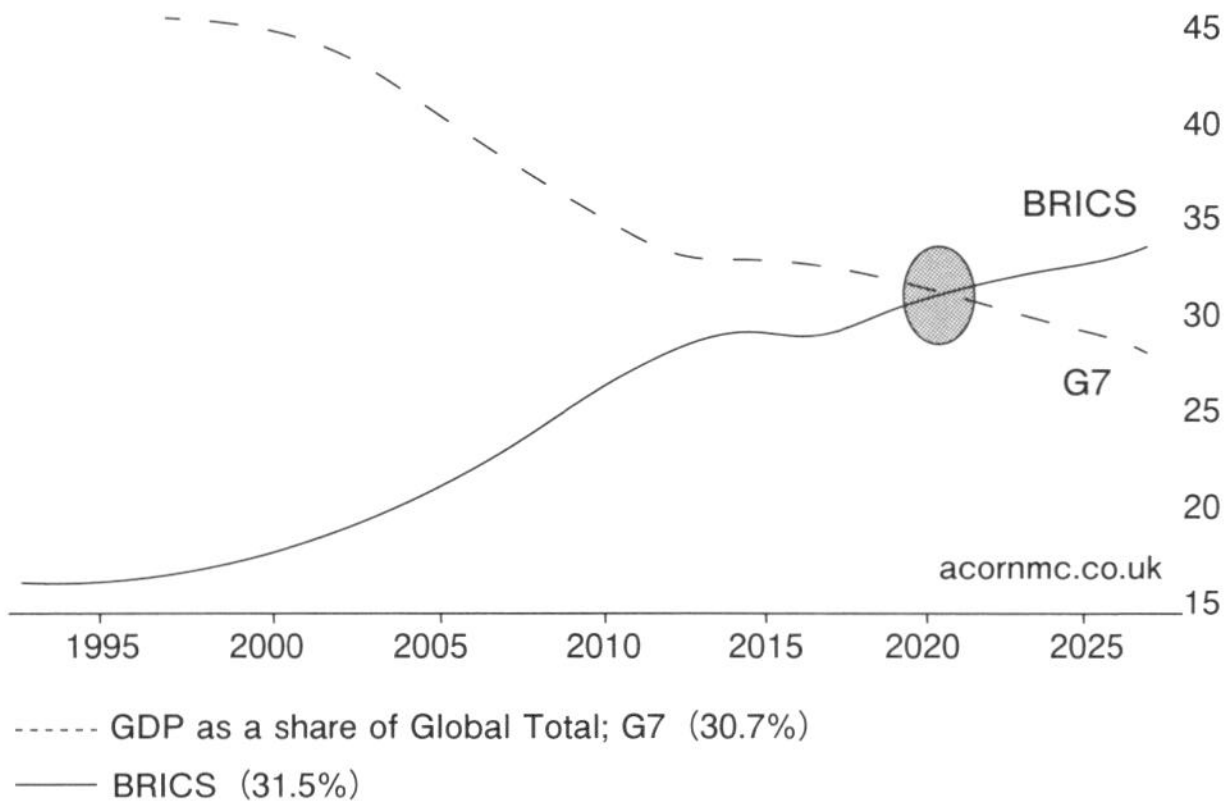

図11-1　購買力平価GDPの推移

二〇二三年八月二五日、南アフリカ、ヨハネスブルグで開催されたBRICS代表者会議では、BRICS新通貨まで発表された。

それは金本位制になるという。

BRICSのGDPは、すでに〝白い悪魔〟連盟G7をしのいでいる（図11-1）。

まさに、一〇〇〇年に一度の大変革が劇的スピードで進んでいる。

この巨大潮流（メガトレンド）は、もはやだれにも止められない。

BRICS連合は、すでに〝グローバル・サウス〟と呼ばれる経済圏を構成し、さらに勢いを強めている。

こうして、二〇〇〇年もの長きにわたって人類を支配してきた悪魔勢力は、いま、終焉の時を迎えつつある。

近代栄養学は〝大量破壊兵器〟だった

●二人に一人が殺された

グローバリズムは〝白い悪魔〟の地球支配戦略だった（新世界秩序）。
ローカリズムはＢＲＩＣＳのそれへの対抗理念である（地域主義）。
地球には、さまざまな民族、人種が存在してきた。
そして、さまざまな植物、動物たちも存在してきた。
なぜ、多種多彩なのか？　それは、環境がそれぞれ異なるからです。
それぞれの環境に適応して生物は繁殖、成長します。
だから、環境が異なれば生物も異なるのは、あたりまえ。
生き物はこうして、地球上で棲み分けてきたのです。
〝白い悪魔〟が目指すＮＷＯ（新世界秩序）は――
「あらゆる国家を滅ぼす」「あらゆる民族を滅ぼす」「あらゆる宗教を滅ぼす」。
そして――。
「地球を丸ごと支配する」（だから、グローバリズム）
「各々違いは一切許さない」（だから、ファッシズム）

これは、あまりにムチャクチャだ。あまりに酷《ひど》すぎる。ようやく人々は気づき始めた。目覚め始めた。そして、国家も教育もメディアも宗教も、こいつらにジャックされている！

そんな仰天事実にも気がついた。

ワクチンも、医療も、戦争も……悪魔による人殺しと金儲けだった！

そして、〝栄養学〟も、病人を大量生産して病院を儲けさせるマッチポンプ。

こうして、〝食べまちがい〟で、人類二人に一人は死んでいる（殺されている）。

まさに近代栄養学は、人類と地球の〝大量破壊兵器〟だった……。

①「身土不二」②「一物全体」③「穀物菜食」の三原則

●人類はもともと穀菜食

われわれは〝洗脳〟〝餌付け〟されたサルだった……。この真実に、まずめざめるべきです。

温暖な日本列島に産まれ育ったわれわれは、食の真理にめざめるときです。
①「身土不二」、②「一物全体」、③「穀物菜食」が、古来から日本に伝わる食養の三原則です。

①「身土不二」：産まれた土地三里四方の作物を食べれば天寿を全うする。
②「一物全体」：食物は一部でなく全体をいただくことで滋養は全うする。

③「穀物菜食」：穀食菜食を心がけ、過食偏食を避ければ心身は全うする。

日本人は、もともと穀食民族だった。だから、原点に戻ればいいのです。

ちなみに、人類全体が穀菜食だったことが、近年証明されています。

つまり、古代人はベジタリアンだった。

これまでの栄養学は「古代人は肉食だった」というのが〝通説〟になっていました。それは「古代人は狩猟民族だったから……」。

しかしそれは、古代遺跡から発掘される遺物から誤解していたのです。

昨今の測定技術の進化で、古代遺跡に穀菜食の遺物が大量に発見されています。

ちなみに、古代の戦闘士（グラディエーター）は全員ベジタリアンだったという、衝撃証拠も発見されています。

現代でも屈強俊敏で超絶の身体能力を発揮するのは、ヴィーガンのアスリートたちなのです。

ソバ、うどん、玄米、雑穀を「基本」とする

●白米栄養価は七分の一

だから、日本人は、古来からの穀物食を基本とすればよろしい。

■「白米」は栄養の七分の六を捨てている

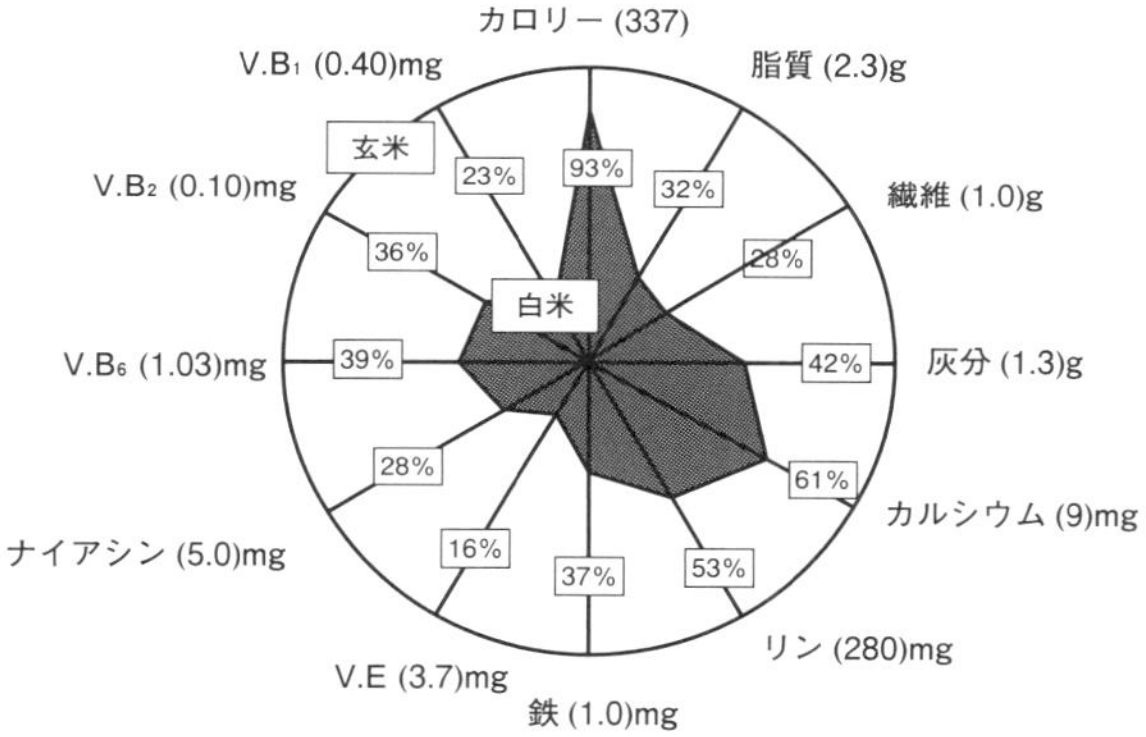

図 11-2
出典：『新・食物養生法』鶴見隆史　第三書館

つまりソバ、うどん、玄米、雑穀食への回帰です。

注意したいのが、うどん、白米など〝白もの〟。

これらは、穀物を精白しているので精白食とも呼ばれます。別名、脱穀という工程です。

この作業で〝不純物〟を取り除いていたのです。

しかし、人間とはオロカなものです。

〝不純物〟だと思っていたのは〝栄養物〟だった。

図11−2は、玄米と白米との栄養価の違いです。

なんと、白米は玄米の七分の一。つまり、七分の六の栄養分を捨てていた……。

だから、白米より玄米を食べる。

それは、健康的であると同時に、経済的だった。

しかし、白米は昔から〝銀シャリ〟と呼ばれ、珍重されてきました。江戸時代などは、それを〝姫米〟と読んでいた。お姫様用に特別に精米していたからです。

●〝銀シャリ〟と〝江戸患い〟

それを「これは美味じゃ」とお殿様も、ご家老も、家臣の者たちも舌鼓を打つ。出入りの商人も真似をする。番頭、丁稚も食べ始め、下っ橋職人の大工の八つぁん、魚屋の熊さんまで食べるようになった。「こちとら江戸っ子でぇ。銀シャリ食わずに男と言えるけぇ」。

腕まくりして啖呵を切る。こうして、江戸中で白米を食べるのがあたりまえになった。

当時、参勤交代などで地方武士も江戸詰めを命じられていた。すると、不思議な現象が起こるようになった。地元にいたときは何でもない。しかし、江戸詰めすると足腰がふらふらする。江戸を離れると治る。人々はこれを、〝江戸患い〟といった。

賢明な読者は、お分かりであろう。

そう、〝江戸患い〟の正体は脚気《かっけ》であった。ビタミンB群不足で発症したのだ。

江戸っ子の見栄と啖呵の結果が脚気……。「面目ねぇ、穴があったら入りてぇや」

八つぁん、熊さんのぼやきが聞こえてきそう……。

香川県が糖尿病全国一の理由とは？

●白いうどんには副菜を

われわれは、当時の江戸っ子を笑えない。日本人は、ほぼ全員がビタミンB不足です。

精白された白パン、白米などを主食としているからです。

日本でもっとも糖尿病の多い県をごぞんじですか？　香川県です。

その原因は、讃岐うどんです。この地方の人たちは、うどんを主食のように食べています。そして、讃岐うどんは、まっ白です。それを主食とすれば、〝江戸患い〟と同じ症状が出るのもとうぜんです。

しかし、わたしは、うどん、白米を食べてはダメとはいいません。

そのかわり、足りない栄養分を補う工夫が必要です。

うどんなら、スリゴマをたっぷり入れる。白米なら「ご飯粒どこ？」というくらい、スリゴマかける。さらに、きなこをかける。

私はそうして食べています。あるいは、豆腐、納豆などビタミンB群の多い総菜をいただく。

うどん、白米だけではない。そうめん、ラーメン、スパゲッティなども同じ。

小麦食品も、できたら全粒粉の「全体食」をメインにしましょう。

あと、グルテンアレルギーのある人は、グルテンフリーの食品を選ぶなどの工夫が必要です。

もうひとつ。そばには、コレステロールを減らす働きもある。

そばを食べると高血圧を改善し心臓病や脳卒中リスクを未然に防いでくれる。

そば粉のたんぱく質含有量は全粒12・1％、内層6・1％、中層10・3％、表層15・1％。このように意外や高たんぱく食品なのです。必須ミネラルもすぐれもの。

パン屋でパンは買わない。わが手作りパンケーキ

●超美味で完全栄養だ！

わたしは、二〇年ほどパン屋でパンを買ったことがない。自分でパンケーキを焼くからだ（写真11-3）。

使うのは大きめのセラミックフライパン。主材料は国産小麦粉（全粒粉）。それに、ソバ粉、きなこ、すりゴマ、玄米胚芽などを加える。さらに、れんこん粉、抹茶など粉物。加えて、アーモンドなどのナッツ類をミキサーにかけ粉にして加える。干ぶどうなどのドライフルーツ、甘栗、くるみ、リンゴ、黒糖も。煮豆があれば、それも混ぜる。

つまり、冷蔵庫にあるものは、なんでもぶちこむ。

では、ふくらし粉はどうするか？

市販のベーキングパウダーなど絶対使わない。

重曹を大サジ一杯。それから、隠し味に塩少々……。

これらを混ぜてから、豆乳と白ワインを加えて、徹底的に練り上げる（水は絶対に加えない）。

トウモロコシやかぼちゃがあれば、それを水煮してミキサーにかけ、まずコーンスープ、かぼちゃスープを作る。それもケーキの生地に加える。二、三分も練れば十分。

■わが手作りパンケーキ！ 20 年パン屋に行ってない

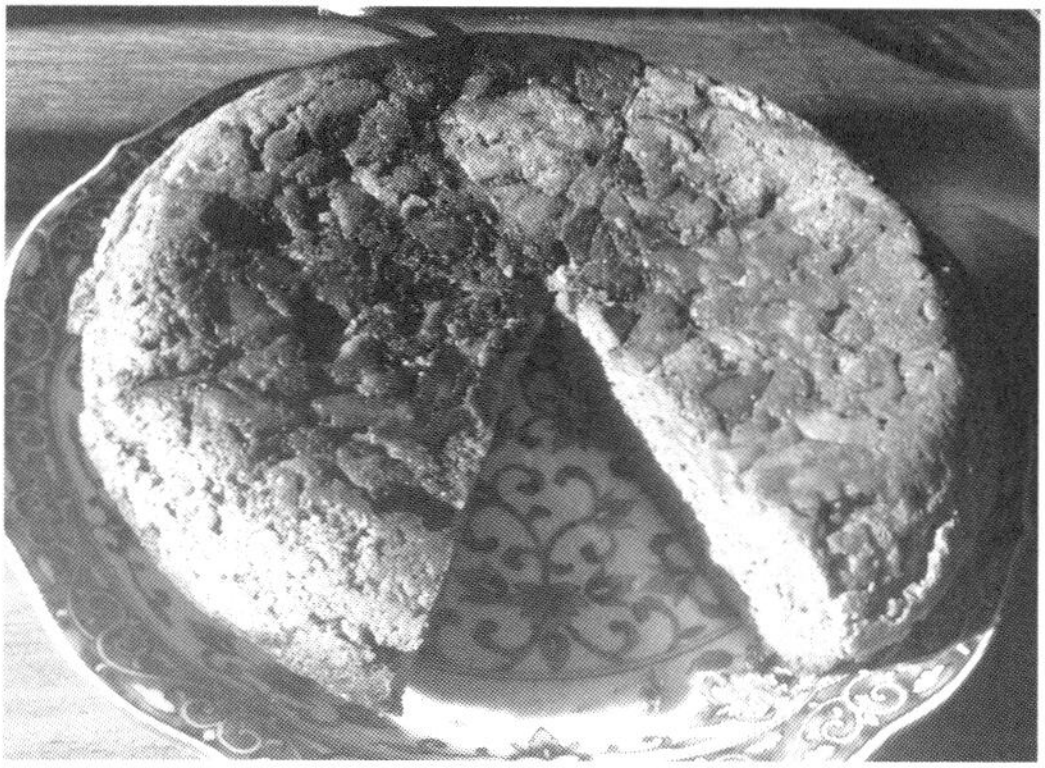

写真 11-3

それを、油を引いたフライパンに入れ蓋をして、極弱火で加熱する。タイマーを四〇分に設定。鳴ったら裏返して、二〇分に設定。だから、約一時間でパンケーキがふっくら焼き上がる。それを八等分にカット。

こうして、超完全栄養パンケーキが完成する。

それを、ピーナッツバター、メープルシロップ、蜂蜜などでいただく。

美味い！　じつに美味い！

超完全栄養なので、一日一～二切れで、十二分な栄養をいただくことができる。

なくなれば、焼く。それがわたしの日課だ。

だから、二〇年来、パン屋でパンを買うことは一度もない。

第12章　日本は「薬草」列島、百種を超える健康茶

——もうクスリはいらない、〝お茶〟を飲め！

『民間茶薬効辞典』、健康茶ブームの火付け役

●医者も驚く薬効の数々

わたしはこれまで、『民間茶薬効辞典』（農文協）、『民間茶、凄い薬効！』（ヒカルランド）などお茶に関する本も書いてきた。

その取材で、日本列島は〝薬草列島〟であることを知った。

古来、われわれの先祖は、この緑の列島で生を営んできた。

その健康を支えたのが、山野に自生する薬効茶であった。

「民間茶は、ライフスタイル革命のシンボル」（『民間茶薬効辞典』）

「……民間茶の『効能』は、決して時代遅れの迷信ではない、ということを声を大にして言いたい。この本では民間茶の効能の科学的証明をできるかぎり網羅することに重点をおきましたが、

調べれば調べるほど、現代医学から見ても、民間茶の効能は明らかです。たとえば、アメリカ化学学会は、緑茶で『ガン発生が半分に抑えられた！』マウス実験結果を発表しています。また、緑茶タンニンには『エイズ治療薬の二〇～三〇倍もの効能がある』ことも愛知県がんセンターの研究者によって明らかになりました。他の健康茶にも、近代医学が顔色をなくすほどの驚くべき効能があります。スギナ茶、日々草茶などで『ガンが消えた！』という報告も多い。ウコン茶成分のクルクミンは肝臓病に卓効あり。ヨモギ茶が胃腸病にすぐれた効能を発揮することは、臨床医学的にも証明ずみ。すでに、ウラジロガシ茶のように、その結石を溶かす効能が医学的に証明され、医薬品として承認されているものすらあります」（同書）

「汝のお茶をクスリとせよ」「草を楽しめ」

●これぞ「薬」の本源

医聖ヒポクラテスは、「汝の食をクスリとせよ」と戒めました。

言いかえると「汝のお茶をクスリとせよ」。

「薬」という文字をよく見れば「草」を「楽しむ」と読めます。

さらには「草」で「楽になる」。

漢字には、真理がこめられているのですね。

古《いにしえ》の人の叡智には、あらためて感服します。

その意味で、文字通り民間茶は、まさに「薬」の本源を体現しています。

「……民間茶という古くて新しい『食の選択』は、現代人の健康危機を救う道に続いています。その道は、医食住万般における和風回帰の道であり、個人の健康も、地方経済の活性化も、その延長線上にあるのです」（同書）

『民間茶薬効事典』は一九九八年刊行ですから、もう四半世紀も前になります。

大手飲料メーカーも「爽健美茶」「十六茶」など、この頃から民間茶に注目するようになっています。

これをブームに終わらせず、個々のライフスタイルから、社会的な健康法にまで定着することが、わたしの願いです。

●お茶で病気が治る！

この本で紹介した民間茶は、二九種類にすぎません。

古文書、健康書……調べれば調べるほど日本各地に伝承される健康茶の多さに驚きました。

そして、その数は百種を超えると確信したのです。

これらには驚くべき薬効が秘められています。

その証明は、まさに無名の医者、研究者たちのたゆまぬ研鑽の成果なのです。

民間茶の健康効果など、ロックフェラー財閥に代表される医療マフィアたちにとって、完全黙殺の対象です。「たかがお茶で、病気が治ってもらっては困る」。これが〝やつら〟のホンネです。

悪魔勢力の戦略は「悪いものは伸ばす」。なぜなら、「みんなが病気になってくれるから」。

マッチポンプこそ、彼らの魔法の杖です。

そして「良いものは潰す」。「病気を治す？　そんなモノは迷惑千万」と叩き潰す。

こうして、民間茶、薬効茶も叩かれてきたのです。

かつては、自然食品店の親父さんが「この民間茶は、××ガンに効きますよ」と言って、逮捕されたとか……。〝容疑〟は、医師法違反、薬事法違反……。

悪魔は、利権を犯す者を許さない。徹底的に抹殺する。

しかし、その悪魔の所業にめげてはいけない。恐れてはいけない。

近年は、それほどまでの露骨な弾圧はないようです。

だから、業者の方も安心して売ってください。消費者の方も安心して買ってください。

「たかがお茶で、病気が治る！」。患者にとって、これほどありがたいことはありません。

ショック！　コーヒーに発ガン性で「警告表示」

●媒煎で発ガン物質ＡＡ

コーヒー好きの方には、これから紹介する事実はショックでしょう。

なんと、米カルフォルニア州の裁判所は、二〇一八年五月、コーヒーの発ガン性を認める判決を下したのです。そして、州法に基づき同州内で販売される全てのコーヒー関連商品に「警告表示」義務を課しました。州法には「発ガン物質を含む食品は、その旨『警告表示』を行わなければならない」と規定されている。タバコの発ガン表示がその典型です。

本来なら、発ガン性のある食品は販売禁止にすべきです。

しかし、個人の嗜好、社会の文化などを考慮して「警告表示」義務にとどめているのです。

同州裁判所が認めたコーヒーに含まれる発ガン物質は、〝アクリルアミド（ＡＡ）〟です。

これは、炭水化物を高温で処理すると発生する化学物質です。

この発ガン物質は、コーヒー豆を高温焙煎するときに生じるのです。

ＡＡには強い発ガン性が確認されています。

だから、裁判所は州内コーヒー業者に対して「警告表示」を命令した。

●コーヒー党から緑茶党へ

これは、ネスカフェやスターバックスなど大手コーヒー業者にとって、衝撃的な判決というべきです。この「コーヒー裁判」闘争は、市民グループvsコーヒー業界によって繰り広げられた。それは七〇社を超えるコーヒー業界と市民団体の主婦たちの対決となった。業者側には錚々《そうそう》たる弁護団が居並び、市民グループの側にはたった一人の弁護士。まさに、多勢に無勢。こうして、コーヒー安全性論争が法廷で繰り広げられた。

そして結末は、草の根グループの完全勝利となった。

ただし、コーヒーを飲んだら必ずガンになる、というわけではありません。

コーヒーには他方で薬効も報告されています。少したしなむ程度なら問題はないでしょう。

ただし、毎日何杯も飲むスタイルは、あらためるべきでしょう。

もう一つ。成分のコーヒー酸にも発ガン性が指摘されているという。あの苦み成分ですね。

このさい、コーヒー党から緑茶党へのシフトをおすすめします。

緑茶にネオニコ農薬、EUの二五〇〇倍も残留

●一七回超も農薬散布

緑茶には、「胃ガン発症を八割抑えた」という研究報告があります。

明らかにこちらは、ガンを予防する。他方、コーヒーはガンを発症させる。

緑茶は、民間茶の王です。健康効果、薬効は十指に下りません。

ただし、ここで強調しておきたい。緑茶なら安全安心か？　というとそうでもない。

日本のお茶には、最低でも一七回も農薬が散布されている。とうぜん、これらはすべて毒物。

茶葉は、洗わずそのまま緑茶となり出荷される。つまり、日本の緑茶は〝毒まみれ〟なのです。

さらに恐ろしいのが、「神経毒」農薬ネオニコチノイド。これは、「ミツバチを全滅させる」毒性のため、欧米やアジアではほとんどの国で禁止。しかし、なぜか日本政府は、茶葉への残留基準値をEU（欧州連合）の二五〇〇倍に〝緩和〟した。

なぜ政府は、日本国民を〝殺す〟ような措置を行うのか？

それもとうぜん。自民党政権は、とっくの昔にDSにジャックされている。

だから、日本民族抹殺計画を実行しているにすぎない。

なのに、学界やメディアは、なぜこのような殺人的暴挙を批判しないのか？

それもあたりまえ。アカデミズムもジャーナリズムも、とっくの昔に悪魔勢力にジャックされているのです。だから、言えない。書けない。流せない。

暮らしを変えれば、企業、社会、未来が変わる

●無農薬の緑茶に替える

健康、長命ライフに日々の緑茶愛飲は欠かせない。緑茶の苦未成分（カテキン）の驚異的薬効！　胃ガンを八割防ぐという効能も。

だけど、市販の緑茶は買ってはいけない。ペットボトルのお茶は飲んではいけない。

では——。どうしたらいいのか？

無農薬のお茶を飲みなさい。ネットで「無農薬」「お茶」と検索してみれば、想像以上に無農薬の茶園があることに感動するはずです。そこに注文すればいいのです。

ほんとうに便利な時代になりました。

なるほど。無農薬、有機栽培のお茶は少し高めです。しかし、健康を考えたら安いものです。

あなたが無農薬茶を購入したら農家も報われます。やる気が出てきます。

そもそも大手お茶メーカーは、「農薬無しではお茶栽培はできない」と言ってきました。

しかし、それは真っ赤な嘘であることを、全国の無農薬茶農家が証明しているのです。

そして、無農薬のお茶しか売れなくなる。すると、大手の茶農家も無農薬へのシフトを本気で考えるようになるでしょう。そうしないと生き残れない。

大手飲料メーカーも、ペットボトルのお茶を無農薬に切り換えざるをえなくなる。

●私たちが未来を変える

このように、企業を良い方向に変えていくのも、私たち消費者なのです。

こうして産業が変われば、社会も変わります。社会が変われば未来も変わります。

――そのためには、まず、わたしたちが心のスイッチを入れることです。

そして、暮らしをほんの少しでも変えてみる。

そこから、未来は、ほんの少しずつですが変わり始めるのです。

落ち込まない。あきらめない。

まずは、心にちいさなスイッチを入れてみましょう!

●「梅干し」スーパーパワーで締めくくる

さて――。

最後に、わたしが愛飲しているのが「梅醤番茶」。これは、梅肉と醤油と番茶をブレンドしたもの。疲労回復効果もあり、シャキッとする。

本書の最後に登場する「梅干し」は、日本食文化、最後のスーパースター。これを欠かすわけにはいかない。

梅干しあっての和食文化。
梅干しは疲労回復、動脈硬化などにも効果的。
梅肉エキスは動脈硬化を防ぎ、体の酸性化を防ぐ高アルカリ食。
ピロリ菌退治で胃ガン予防までしてくれる。
「梅」で和風料理が一変するのです。あなたの健康ライフも一変することでしょう。

エピローグ　命のなぞ、命のよろこびに目覚める
——かしこく食べることは、かしこく生きること

「食は血となり肉となる」（千島・森下学説）

●半世紀前に圧殺された生命理論

いま、「千島・森下学説」が見直されています。
これは、半世紀以上も前に、圧殺された生命理論です。
それが、不死鳥のようによみがえってきた。
この理論を発見・証明したのが、千島喜久男博士と森下敬一博士です。
その骨子は明快です。

——食は血となり肉となる——

食べた栄養素が血球細胞となり、それが体細胞になる（同化作用）。

そして、空腹、飢餓状態のときは、ぎゃくとなる。

体細胞は血球細胞にもどり、さらに栄養素に変化する（異化作用）。

なんと、シンプルな流れでしょう！

「千島・森下学説」は、次の三点で特徴づけられる。

①腸管造血：血液（血球細胞）は腸で造られる。
②細胞可逆：血球細胞と体細胞は相互変化する。
③細胞新生：細胞は細胞以外からでも新生する。

しかし、これらを学界は〝奇説〟として嘲笑し、徹底的に排除、弾圧してきた。

●「不食」のナゾを解明

この説を発表した当時、森下博士はＣＩＡに尾行され、命の危険にも頻している。

しかし、豪放磊落《ごうほうらいらく》な博士は憶することなく国際自然医学会を興し、自然医学の研究を推進した。

そして、博士は、第四の理論を発見した。

それは、「不食」の謎の解明であった。世界に〝何も食べず〟生きている人たちが、約二〇万人いるという。彼らの存在は、現代の生理学、医学では、到底説明できない。

森下博士は、その〝医学界究極の謎〟を解き明かしたのだ。

④経絡造血：宇宙エネルギーが血球↓体細胞に変化。

最新の物理学は、宇宙空間にエネルギーが満ちていることを立証している。

人体は、そのエネルギー（プラナ）を経絡（ツボ）で吸収し、それが微小生命体（ソマチッド）を増殖させる。それは白血球↓赤血球↓体細胞↓身体……と変化する。

悟りを開いたヨガ行者は「最高のご馳走は〝プラナ〟じゃ」と、ほほ笑みとともにうなずく。

「空腹」こそ、最上の〝栄養〟である

●長寿遺伝子の発見

「食べる工夫ではなく、食べない工夫をしろ」

沖ヨガの創設者、沖正弘導師の言葉を思い出してほしい。

「空腹を楽しめ」とは、どういうことでしょう。

それは、「空腹」こそが、もっとも自然な生命の状態……ということなのです。

「空腹刺激が、長寿遺伝子（サーチュイン）をオンにする」

第1章で紹介した、MITのレオナルド・ガレンテ教授の発見です。

長寿遺伝子は、別名〝若返り遺伝子〟とも呼ばれます。

「マウスを腹六分で育てたら、すべて二倍生きた」（米コーネル大学、マッケイ教授）

「少食長寿」――東洋に伝わる養生法は証明されたのです。

●「空腹感」は「幸福感」

「人は産まれたとき、一生に食べる量は決まっている」（ヨガの教訓）
だから「大めし喰《ぐら》いは〝喰い納《おさ》め〟がはやく来る」。
「腹八分に医者いらず」「腹六分で老いを忘れる」「腹四分で神に近づく」
古来ヨガの教えを、現代医学が証明しているのです。
世界の医学界は、「空腹」のもつ力に気づき始めています。
「空腹状態こそ、最上の健康状態である」。ヨガの悟りは、まさに真理だったのです。
わたしは一日一食です。なぜなら、いちばん快適だからです。
朝昼食べないと、午後には空腹になります。この「空腹感」こそが心地好い。
まさに、「空腹感」は「幸福感」なのです。
そして、ありがたいことに、腹が立たなくなります。人を許せるようになるのです。

心が一つ上のステージに上がるのでしょう。

洋食ネズミは、互いに噛み殺しあった

●一〇〇歳超フンザの人々

「マッカリソンの実験」をご存じでしょうか？

一九二〇年代、インドは英国の植民地でした。

現地を訪れた栄養学者マッカリソンは、奥地のフンザ高原で衝撃的体験をします。

痩せた土地を耕している農民を見て博士は感心した。

「五〇代、六〇代でよく働けるものだ」

試みに彼らに歳を尋ねて、彼は驚愕する。全員が一〇〇歳以上だった……！

その長寿壮健に関心を抱いたマッカリソンは、彼らの家を訪ねて食生活を調べた。

そして、さらに驚く。彼らは穀物を挽いた粉を練って焼いたパンと、地元で採れる芋や豆、野菜、さらに手作りのお茶という質素な食事であった。

●マッカリソン実験の驚愕

そこで、博士はマウスで実験を行った。

A群：フンザ食、B群：インド食、C群：英国食……で、一生を観察した。

――その結果は、衝撃的だった。

A群には、全個体に一切の病気は見られなかった。すべて完全な健康体だった。

B群には、インドの人々と同様、それなりに病気も発生していた。

C群には、全てに病変が確認された。ガン、心臓病、脳卒中、虫歯、脱毛……など。

当時の英国人が患っていた病気が、ネズミにも現れた。

博士を慄然とさせたのは、それだけではない。

C群ネズミは、お互いに憎悪をむき出しにして、血まみれになるまで噛み殺し合った。

英国人の残忍さの元凶は、食事にあった……。

このマッカリソン実験は、あまりに衝撃的だ。そのため長い間、歴史の闇に封印されてきた。

人類を餌付けし、支配してきた〝闇の勢力〟にとって、いかにも不都合だったからだ。

しかし……。

われわれはいまこそ、このマッカリソン実験を直視しなければならない。

――**食べまちがいは、生きまちがい**――なのである。

船瀬俊介（ふなせ・しゅんすけ）
1950 年、福岡県に生まれる。九州大学理学部入学、同大学を中退し、早稲田大学第一文学部社会学科を卒業。地球環境問題、医療・健康・建築批評などを展開。
著書に『抗ガン剤で殺される』『病院に行かずに「治す」ガン療法』『健康住宅革命』（花伝社）、『医療大崩壊』『維新の悪人たち』『未来を救う「波動医学」』『世界に広がる「波動医学」』『ガンを治す「波動医学」』『奇跡を起こす「波動医学」』『心にのこる、書きかた、伝えかた』『新版笑いの免疫学』『コロナと５G』『コロナとワクチン』『ワクチンで殺される』『コロナのあとしまつ』『フライドチキンの呪い』『「掌」の画帖』（共栄書房）、『ワクチンの罠』『「モンスター食品」が世界を食いつくす！』『死のマイクロチップ』『ドローン・ウォーズ』『『暮らしの手帖』をつくった男』（イーストプレス）、『「波動医学」と宗教改革』『世界をだました５人の学者』『殺されるな！めざめた人は、生き残る』『「洗脳」の超メカニズム』『巨大地震だ、津波だ、逃げろ！』『コロナと陰謀』（ヒカルランド）、『NASA は“何か”をかくしてる』『ロックフェラーに学ぶ悪の不老長寿』『牛乳のワナ』『３日食べなきゃ、７割治る』『EV ガラパゴス』『幽体離脱』『日本民族抹殺計画』（ビジネス社）、『ヴィーガン革命』『世界の“毒”がやって来る』『フリースクール革命』（ビオマガジン）他、多数。

奇跡の威力「伝統食材」——正しく食べれば、120 歳まで生きる !?

2024 年 10 月 25 日　初版第 1 刷発行

著者 ———— 船瀬俊介
発行者 ——— 平田　勝
発行 ———— 共栄書房
〒 101-0065　東京都千代田区西神田 2-5-11 出版輸送ビル 2F
電話　03-3234-6948
FAX　03-3239-8272
E-mail　master@kyoeishobo.net
URL　https://www.kyoeishobo.net
振替　00130-4-118277
装幀 ———— 黒瀬章夫（ナカグログラフ）
印刷・製本 ——— 中央精版印刷株式会社

ISBN978-4-7634-1121-1　C0077

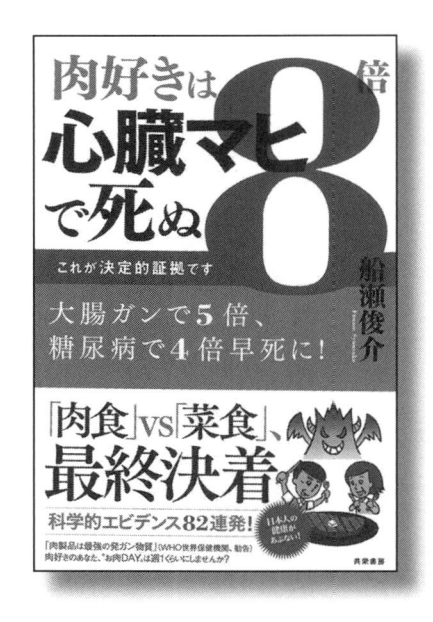

フライドチキンの呪い
チキン・から揚げで10年早死に

船瀬俊介　　　定価1650円（税込）

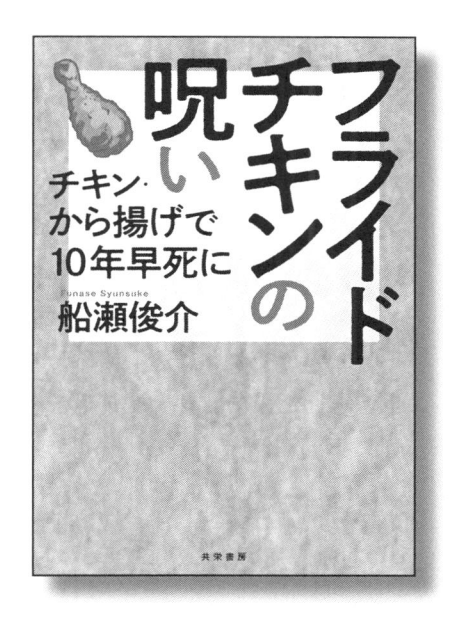

「鶏肉はヘルシー」は幻想だった！
揚げ物大好き家族におそいかかる“呪い”

フライドチキンで早死にする10の理由
ハンバーガーが人類と地球を滅ぼす
牛乳、チーズ……乳製品が35の病気に
“食の常識”はウソだらけ！
あなたの人生を変える「自然な食事」とは——